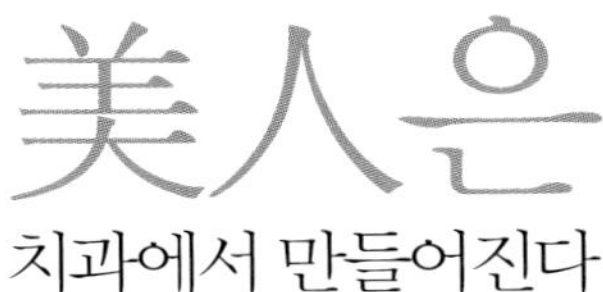

미인은 치과에서 만들어진다

2014년 6월 2일 초판 1쇄 발행
지은이 · 이진민

펴낸이 · 박시형
책임편집 · 최세현

마케팅 · 권금숙, 김석원, 김명래, 최민화, 정영훈
경영지원 · 김상현, 이연정, 이윤하
펴낸곳 · (주)쌤앤파커스 | 출판신고 · 2006년 9월 25일 제406-2012-000063호
주소 · 경기도 파주시 회동길 174 파주출판도시
전화 · 031-960-4800 | 팩스 · 031-960-4806 | 이메일 · info@smpk.kr

ⓒ 이진민(저작권자와 맺은 특약에 따라 검인을 생략합니다)
ISBN 978-89-6570-201-6(13510)

쌤앤파커스(Sam&Parkers)는 독자 여러분의 책에 관한 아이디어와 원고 투고를 설레는 마음으로 기다리고 있습니다. 책으로 엮기를 원하는 아이디어가 있으신 분은 이메일 book@smpk.kr로 간단한 개요와 취지, 연락처 등을 보내주세요. 머뭇거리지 말고 문을 두드리세요. 길이 열립니다.

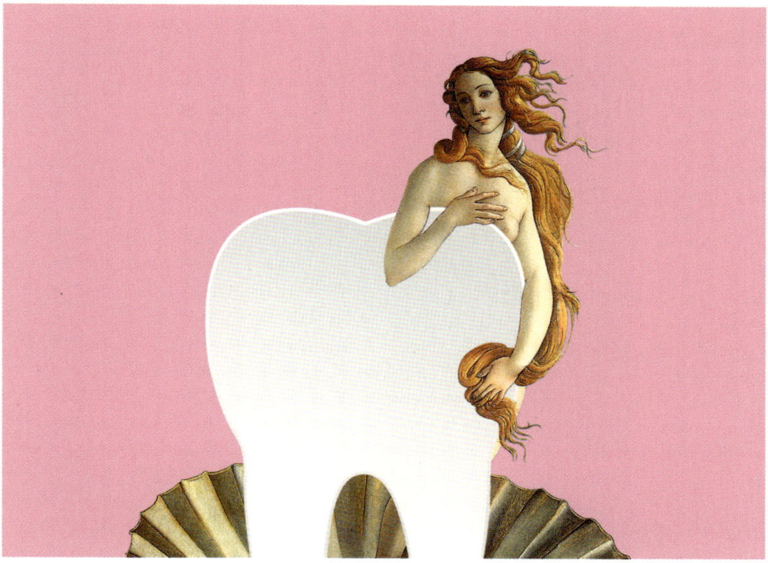

美人은 치과에서 만들어진다

이진민 한국아나운서연합회 치과 자문의 지음

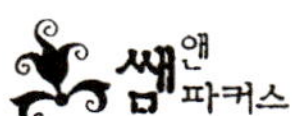
쌤앤파커스

처음엔 많이 망설였다. 직업이 직업인지라 발음에 아주 민감했기 때문이다. 하지만 이진민 원장을 믿고 인코그니토 교정을 시작했다. 그리고 1년 반이 지난 후, 나는 아주 만족스러운 미소를 갖게 되었다. 라디오 DJ, 뉴스 앵커, TV 프로그램 MC 등 다양한 역할을 수행하면서도 아무도 눈치채지 못한 채 밝은 미소가 완성되었다. 그 비밀스러운 기적을 독자 여러분께도 경험해보시라고 추천하고 싶다. 물론 그 전에 이 책으로 미리 예습을 꼼꼼히 하고 말이다.

— 서인, MBC 아나운서

아나운서들은 치과에 자주 간다. 얼굴에서 눈과 함께 가장 먼저 보이는 것이 입과 치아이기 때문이다. 나 또한 화면에서 보이는 내 치아와 입모양에 관심이 많았다. 미인을 만드는 이진민 원장은 본인도 미인이지만 많은 방송인들의 고민을 해결해 주었다. 이 책을 통해 많은 사람들이 자신 있는 웃음을 되찾길 바란다.

— 손범규, SBS 아나운서, 前 한국아나운서연합회 회장

화면 속의 내가 웃는 모습을 볼 때마다 돌출된 앞니가 늘 눈에 거슬렸다. 더구나 앞니 때문에 자연스럽게 입을 다무는 것 또한 쉽지 않았다. 그러던 내가 5개월간의 인코그니토 교정으로 아름답고 가지런한 치아를 얻었다. 고통도 없이, 방송활동에 지장도 없이, 자신감 있는 미소를 갖게 된 것이다. 나와 비슷한 고민을 가진 분들께 꼭 필요한 모든 정보가 이 책에 담겨 있다.

— 오정연, KBS 아나운서

나에게 치과란 곳은 어릴 적부터 두려움과 공포의 장소였다. 그런 마음을 잘 아는 이 진민 원장은 끊임없는 소통으로 두려운 마음을 다독여주었고, 그런 배려 덕분에 치과를 진정한 힐링의 장소로 느끼게 되었다. 그리고 좋은 MC의 덕목인 경청과 배려를 오히려 그녀로부터 배울 수 있었다. 이 책 역시 정확하고 유용한 정보들을 친절하게 설명해주는 그녀의 사려 깊은 배려가 돋보인다. 많은 분들께 큰 도움이 될 것이다.

— 윤인구, KBS 아나운서

나는 사실 젊지 않은 나이다. 그런데 치아교정을 했다. 그전까지는 삐뚤게 겹쳐 있는 앞니에 대해 별로 신경 쓰지 않고 지내왔다. 이진민 원장이 차분한 목소리로 "앞으로 30년도 넘게 더 사실 거예요. 그러니까…." 교정기가 붙여졌고, 내 앞니는 가지런해졌다. 반듯해진 것은 치아였지만 뒤따라오는 것은 "예뻐졌네!"라는 인사였다.

— 이은미, KBS '생로병사의 비밀' PD

이진민 원장과 알고 지낸 지 11년이란 세월이 흘렀다. 그만한 세월이 쌓이는 동안 많은 것이 변했을 텐데, 그녀 특유의 호기심 어린 눈빛과 환자를 대하는 진지한 마음은 세월을 뛰어넘지 못한 듯하다. 책이란 그 주제가 무엇이든 저자의 모습 그 자체인데, 이 책에는 이진민 원장의 진지함과 섬세함, 깊이가 고스란히 담겨 있다. 바쁜 진료 속에서도 오랜 기간 정성껏 준비한 책을 출간하게 된 그녀에게 11년 벗으로서 마음 깊이 박수를 보내고 싶다.

— 한준호, MBC 아나운서

아름다운 얼굴은
심미와 기능을 모두 만족시킨다

● ● ●

　　　　　그리스의 대표적인 시인으로 손꼽히는 헤시오도스의 노래에는 "아름다운 이 사랑스럽고, 아름답지 않은 이 사랑스럽지 않다네."라는 가사가 나온다. '아름다운'이라는 말로 번역될 수 있는 그리스어 '칼론'은 '마음에 드는 것', '감탄을 자아내는 것', '시선을 사로잡는 모든 것'이라고 표현할 수 있다. 이것이야말로 아름다움의 본질을 압축적으로 설명한 것이 아닐까?

　'아름다움'이란 시대와 문화에 따라 그 정의가 달라진다. 지금 우리가 사는 시공간에서 동시대 사람들이 원하고 바라는 아름다운 얼굴은 어떤 얼굴일까? 필자는 매일 병원에서 만나는 다양한 직업과 나이의 사람들을 통해 이 시대가 원하는 아름다움의 본질에 대해 배우고 있다.

　우리가 한 사람을 인식하고 규정할 때, 거기에는 외모뿐만 아니라 정신과 성격의 요소도 두드러진 역할을 한다. 그리고 이것들은 육체의 눈보다는 정신의 눈으로 감지되기 때문에 반드시 눈에 보이는 아름다움이 전부라고 말할 수는 없다. 하지만 우리의 몸 중에서도 얼굴은 가장 먼저 눈에 보이는 부분이고, 마음과 생각, 나의 내면을 담아 보여주는 가장 중요한 부분이기 때문에 그 사람을 파악하는 데 상당히 큰 영향을 미친다. 그리고 얼굴 중에서도 치아와 근골격의 올바른 조화와 균형은 얼굴 전체를 좌우하는 부분이라서 나이가 들수록 중요성이 점점 커진다.

얼굴에서 양쪽 귀를 잇는 수평선을 그어보면 그 아랫부분이 치과에서 집중적으로 연구하고 다루는 악안면 영역이다. 조금 더 심층적인 근골격을 살펴보면, 그 영역은 관자놀이 양옆을 이은 수평선 아랫부분을 모두 포함한다. 얼굴 전체의 2/3 이상을 차지하는 동시에 말하거나 웃을 때 동적인 움직임을 통해 상대방의 시선을 사로잡는 부분이다.

근골격의 기초를 구성하는 것 중 가장 중요한 요소는, 위아래 치아의 적절한 맞물림을 통한 기능적, 심미적 조화다. 또한 기능적으로 정상범위에서 벗어난 경우에는 나이가 들면서 치아를 비롯해 얼굴 근골격이 불균형하게 변화하거나 소모, 균열, 파괴가 가속되는 경향이 있다. 그래서 이러한 부분에 대한 지속적인 점검과 관리가 필요한 것이다. 이 책의 전반에 걸쳐 두루 강조하고 싶은 부분이 바로 이것이다.

두 번째로 중요한 요소는, 저작근과 얼굴피부를 받쳐주는 지방 및 콜라겐의 조화와 균형이다. 나이가 들면서 저작근이 과도하게 혹은 부자연스럽게 발달하게 되면 달걀형의 얼굴이 사다리꼴로 바뀐다. 또한 표정근이 비대칭적으로 발달하면 근육의 움직임도 불균형해지는데, 그렇게 되면 얼굴의 지방과 콜라겐이 비대칭적으로 감소해 비대칭적인 패임과 늘어짐을 만든다. 이것이 대표적인 안면비대칭의 원인이다.

보톡스나 필러 등의 미용주사는 원래 이 비대칭적이거나 과도한 안면 근육과 운동성을 조절하기 위해 개발된 것이다. 또한 얼굴피부를 받쳐주는 조직이 비대칭적으로 감소하거나 부족할 때 이를 보완하기 위한 목적으로 개발된 것이기도 하다. 이미 그 안전성에 대해서는 미국 FDA는 물론이고 국내 식품의약품안전처의 까다로운 검사들을 통해 검증받았다. 다만 그중에서도 인체 내에서 완전히 흡수되고 대사되어 없어지는 주사를 더 안전하게, 그리고 더 마음 편하게 사용하는 경향이 있다. 예를 들어 최근 각광받는 스컬트라는 자가 콜라겐 합성을 유도하는 미용주사로 그 유용성과 효과가 좋다. 이것은 단순히 어려 보이고 예뻐 보이려는 목적 이외에도, 안면비대칭을 개선해 얼굴의 균형과 조화를 되찾아준다.

그런데 이러한 주사들을 왜 치과에서 다루는 걸까? 이러한 주사들과 관련된 근골격이 모두 악안면의 저작근, 표정근과 연관이 있기 때문이다. 또한 입안에서 주사를 놓을 경우 주사자국과 멍으로부터 좀더 자유로울 수 있다. 이와 관련된 사례와 치료목적에 대해서는 이 책의 2부에서 자세히 다룰 것이다.

이 책의 일부분은 2011년부터 〈아나운서 저널〉에 매달 기고했던 칼럼 '아름다운 얼굴은 치과에서 만들어진다'의 내용을 재구성하고 새로운 정보를 첨가했다. 필자는 2002년 무렵부터 시작된 한국아나운서연합회와의 인연으로, 바르게 말하고 아름답게 전달할 수 있는 치아와 입모양에 대해 현직 방송인들과 많이 소통할 수 있었다.

덕분에 2010년에는 국내에 처음 들어온 맞춤형 설측교정 인코그니토를 현직 방송인들에 먼저 도입하여 치료했다. 인코그니토는 기존의 교정장치가 가진 두 가지 문제, 즉 발음과 발성에 영향을 준다는 점, 그리고 장치가 바깥으로 보이는 단점을 보완한 장치다. 인코그니토 성공사례들이 점점 늘어나고 광범위하게 알려지면서, 더욱 다양한 직업과 성별, 연령의 성인들이 치아교정을 결심하게 되었다. 불과 몇 년 사이에 중장년층 이상의 성인들이 치아교정에 더 많은 관심을 갖게 되었는데, 이것은 아름다움에 대한 태도가 달라졌음을 반영하는 사회, 문화적 흐름을 보여주는 것이라고 생각한다. 이 책에서 제안하는 내용 역시 바로 그러한 변화를 요약, 정리한 것이다.

첫머리에서 밝힌 바와 같이 미인에 대한 정의와 관점은 사람마다 다를 수 있고, 시대와 문화에 따라서도 늘 변한다. 필자는 이 책을 쓰면서 그러한 점을 충분히 고려하는 동시에 의학적으로 조화와 균형, 기능적인 목적에 모두 부합하는 아름다운 얼굴, 동시대인들이 가장 선호하는 모습을 반영한 아름다운 얼굴의 기준을 만들어보려고 했다.

기능과 심미 중 무엇이 더 먼저인가 하는 질문은 늘 답하기가 곤란하다. 어느 쪽이 먼저랄 것도 없이 두 가지 모두 중요하기 때문이다. 필자가 생각하는 최선의 치료는 한 가지를 만족시킴으로써 다른 한 가지도 저절로 따라오는 치료다. 점점 더 빠르게 변화하는 의료분야이기에 늘 새로운 기술과 정보에 촉각을 곤두세우지만, 그래도 가장 중요한 것은 환자와의 소통과 교감이라고 생각한다. 더 신중하게 묻고, 더 많이 듣고, 그다음에 더 조심조심 노련하게 치료하는 손길을 늘 숙제처럼 기억하면서 서문을 마친다.

고대 이집트 벽화나 피카소의 그림에 나오는 사람들을 보면, 몸의 자세와 상관없이 얼굴은 옆모습으로 표현된 경우가 많다. 영어로 '옆얼굴'을 '프로필profile'이라고 부른다는 사실을 아는가? 옆얼굴은 이마에서 눈, 코, 인중과 입술, 턱과 목선으로 이어지는 얼굴의 윤곽선을 그대로 보여줌으로써 그 사람의 본질을 나타내줄 수 있기 때문이다. 그래서 고대 이집트의 벽화나 피카소의 그림에 옆얼굴이 자주 등장했는지도 모르겠다. 알다시피 오늘날 프로필은 그 사람의 '약력'이라는 뜻으로 더 많이 쓰인다.

아름다움의 본질을 담고 있는 옆얼굴을 판단할 때 가장 중요한 것은 무엇일까? 그것은 아마도 '조화와 균형'일 것이다. 흔히 '아름다운 얼굴'로 손꼽히는 배우들을 보면, 보기 좋고 편안한 느낌을 준다. 자로 재보지 않아도 인간이라면 누구나 느낄 수 있는 조화와 균형의 기준에 가깝기 때문이다. 많은 사람들이 아름다운 얼굴을 끊임없이 분석하고 거의 복제에 가까운 의학적 결과를 만들어내려는 것도, 바로 이러한 조화와 균형에 대한 열망 내지는 호감 때문일 것이다. 물론 이것은 개개인의 개성과 고유한 특징을 무시하고 판화로 찍어낸 듯 똑같은 얼굴을 닮아가려는 것과는 구별되어야 할 것이다. 사람은 각자 타고난, 바꿀 수 없는 골격의 구조와 범위가 있다. 그 안에서 조금 더 조화롭고 편안한 모습을 탐구하고 분석하는 것은 앞서 말한 무분별한 복제와는 완전히 다른 주제이고, 접근이다. 1부에서는 1mm의 차이로 달라지는 내 얼굴의 아름다운 조화와 균형에 대해, 그리고 눈부시게 발전한 여러 치아 교정 방법들을 통해서 얼마나 아름답고 바르게 변화될 수 있는지에 대해 알아볼 것이다.

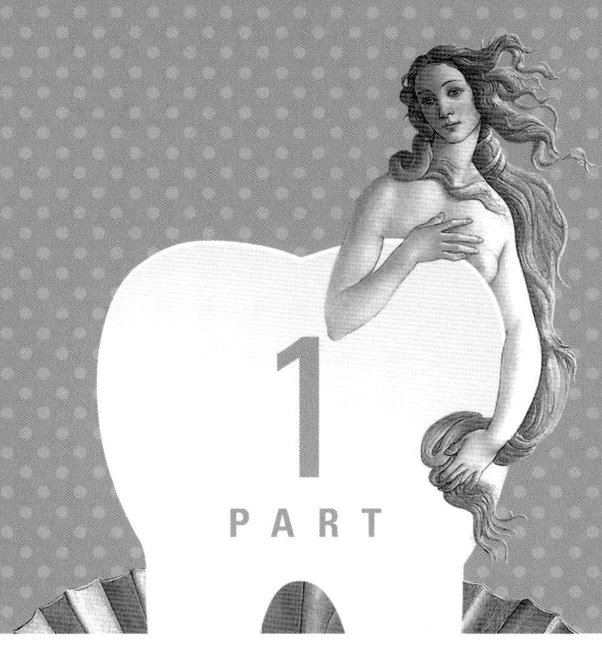

PART 1

1mm의 차이가
전체를
좌우한다

치/아/교/정

01

촌스러운 이미지는
돌출입 때문이다

요즘 사람들은 미인의 중요한 기준으로 V라인과 S라인을 꼽는다. 그래서 외모에 관심이 있는 사람이라면 누구나 한번쯤은 음식도 조절하고 운동도 열심히 해보았을 것이다. 볼륨 있고 탄력적인 S라인 몸매는 열심히 운동을 하면 얻을 수 있겠지만, V라인 얼굴형은 운동이나 식이조절로 가능한 일이 아니다. 그렇다면 과연 어떤 노력을 해야 갸름한 얼굴형을 얻을 수 있을까?

얼굴에는 눈, 코, 입 등 여러 부위가 있지만 인상을 좌우하는 가장 중요한 요소는 뭐니 뭐니 해도 얼굴형이다. 그리고 얼굴형에 가장 큰 영향을 미치는 부위가 바로 입이다. 입이 앞으로 튀어나와 있으면 약간 촌스러워 보일 수 있고, 실제보다 나이가 더 많아 보이기도 한다. 게다가 상대적으로 코까지 낮아 보인다.

자신이 돌출입이라고 생각하는 대부분의 사람들은 그것을 콤플렉스로 생각한다. 나도 모르게 웃을 때 손으로 입을 가리게 되고, 미소에 자신이 없어진다. 어릴 때는 잘 모르다가도 어느 정도 나이가 들고 외모에 관심이 커지면, 언제부터인가 잘 웃지 않고 뚱한 표정을 짓는 자신을 발견할 수도 있다. 그런 경험이 있다면 한 번쯤 자신의 옆모습에 관심을 가져보는 게 어떨까?

공연홍보 업무를 하는 30대 초반의 남성 J는 나이가 들수록 입이 점점 더 돌출되어 스트레스가 이만저만이 아니다. 직업상 사람들과 대면할 일이 많고 미팅이 잦은 J에게 돌출입은 자신감을 점점 떨어뜨리는 콤플렉스가 되어버렸다. 게다가 얼마 전 관련 업체 사람들 앞에서 브리핑을 했는데, 발표 중에 계속 발음이 새는 바람에 크게 망신을 당하기까지 했다. 그 이후로 J는 치아배열과 발성에 대한 검사를 받아보기로 결심했다.

하지만 막상 어느 병원에서 어떤 검사와 치료를 받아야 하는지 막막했던 J는 우선 자신의 치아상태를 먼저 체크해보기로 마음먹고 필자의 치과를 찾아왔다. 그리고 J는 치료에 대한 확신과 자신감을 얻을 수 있었다. J의 경우에는 잇몸뼈 자체가 돌출된 경우가 아니어서 수술 없이 치아교정 등으로 부정확한 발음과 발성의 개선을 기대할 수 있다는 검사 결과가 나왔기 때문이다.

수년 전부터 V라인의 작은 얼굴형이 트렌드로 자리 잡으면서, 여성뿐만 아니라 남성들도 얼굴형에 관심이 높아졌다. 또한 서구적인 마스크를 가진 연예인들이 인기를 끌면서 옆모습에도 관심이 높다. 아무래도 평면적인 이목구비는 얼굴 자체가 커 보이는데 반해 입체적인 얼굴형을 가지면 이목구비가 뚜렷해 보이고 동시에 얼굴이 작아 보이기 때문이다.

돌출입인지 아닌지는 어떻게 알 수 있지?

옆얼굴의 라인은 이마와 코끝의 조화도 중요하지만 코끝과 입술, 턱 끝을 잇는 선이 중요한 기준이 된다. 아래 그림처럼 코끝에서 턱 끝까지 자를 대어보았을 때 아랫입술과 윗입술이 자에 닿지 않고 1mm 정도 떨어져 있는 것이 가장 이상적이라 말할 수 있다. 입술이 자에 닿거나 더 많이 튀어나오면 돌출입이라고 판단할 수 있다.

돌출입은 잇몸뼈나 앞니가 앞으로 튀어나와 입이 돌출되어 있는 경우를 말한다. 돌출입은 유전적인 영향도 있지만 후천적으로 발생하는 경우도 많다. 예를 들어, 어릴 때 손가락을 심하게 빨거나 혀를 자주 내미는 습관을 가진 사람은 후천적으로 돌출입이 될 수 있다.

입이 돌출되면 심미적으로 여러 가지 단점이 생긴다. 턱 끝이 울퉁불퉁해지기도 하고, 심한 경우 입

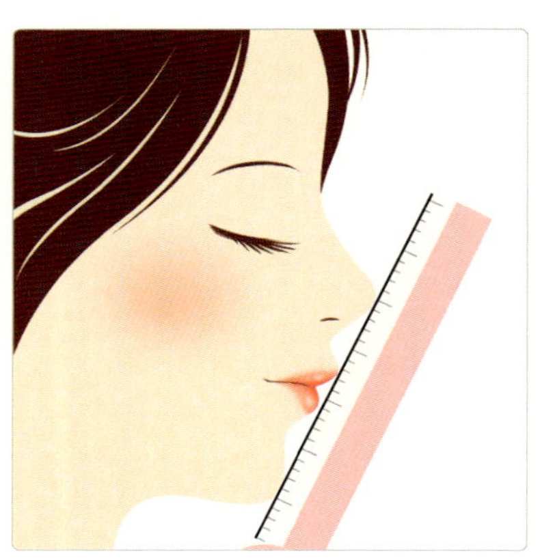

● **돌출입 체크하는 법** 코끝에서 턱 끝까지 자를 대 보고 입술이 닿는지 체크해본다.

다음의 질문들에 예 혹은 아니오로 답해보자.　　　　　　　　　　　예　　아니오

1　입술이 잘 다물어지지 않거나 위아래 입술을 맞닿게 할 때
　　입 주변 근육에 힘이 들어간다.

2　인중이 유난히 짧거나 길다.

3　입 양옆에 깊게 패인 팔자주름이 생겼다.

4　사진을 찍거나 거울로 옆모습을 보면 입이 튀어나온 느낌이 든다.

5　평소에 주위 사람들로부터 '퉁명스럽다', '촌스럽다', '화난 사람
　　같다', '뚱해 보인다'라는 소리를 자주 듣는다.

6　웃을 때 잇몸이 많이 보인다.

7　평소 자신도 모르게 입을 벌리고 있거나, 잠잘 때 입을 벌리고 잔다.

8　발음이 새어 나와 'ㅂ', 'ㅁ' 등의 발음이 부정확하거나 어색하다.

9　윗니와 아랫니를 붙였을 때 치아끼리 반듯하게 맞지 않고 사이가
　　벌어져 있다.

10　코끝부터 턱 끝까지 자를 대보면 입술이 튀어나온다.

11　턱 밑에 골프공처럼 뭉친 살이 있다.

'예'에 해당하는 항목이 많을수록 돌출입일 가능성이 높다.

술을 완전히 다물 수 없어 윗니의 잇몸이 드러나 보이기도 한다. 또 우리말의 'ㅂ'이나 'ㅁ' 발음이 부정확할 수도 있다. 그리고 가만히 있어도 입이 벌어지기 때문에 의식적으로 입술을 다물려고 애쓰는데, 그러다 보면 얼굴근육 전체에 자주 힘을 주고 결과적으로 딱딱하고 뚱한 표정이 된다.

　무엇보다 큰 문제는, 돌출입이 치아의 부정교합을 동반하는 경우가

대부분이라는 것이다. 그냥 방치해두면 턱관절에 나쁜 영향을 끼치기 때문에 두통은 물론 목과 어깨, 허리의 통증을 유발할 수도 있다. 자신도 의식하지 못하는 사이에 입이 벌어지는 경우가 많기 때문에 입안이 자주 건조해지고, 입안이 건조해지면 충치가 발생할 확률이 높아지며, 잇몸 또한 나빠질 수 있다.

02

돌출입이라고 다 똑같은
돌출입이 아니다

사람마다 치아와 턱의 모양이 다르고 골격과 피부의 상태도 다르기 때문에, 턱과 치아의 문제를 해결하는 방법도 다 다르다. 똑같은 양악수술과 치아교정, 치아성형이라고 해도 각기 다른 증상과 형태에 따라 시술방법은 전부 다를 수밖에 없다.

먼저 입이 튀어나오거나 치아가 삐드러져 나온 구강구조는 두 가지 경우로 나눌 수 있다. 첫 번째는 골격성 돌출이고, 두 번째는 치성 돌출이다. 쉽게 말해 골격성 돌출은 안면골격 자체가 돌출된 것이고, 치성 돌출은 정상적인 안면골격에서 치아가 돌출되어 입이 튀어나와 보이는 것이다. 치성 돌출이 심한 경우는 돌출입 치아교정으로 좋은 치료효과를 거둘 수 있고, 골격성 돌출의 경우에는 돌출입수술ASO과 치아교정을 병행하는 것이 효과적이다.

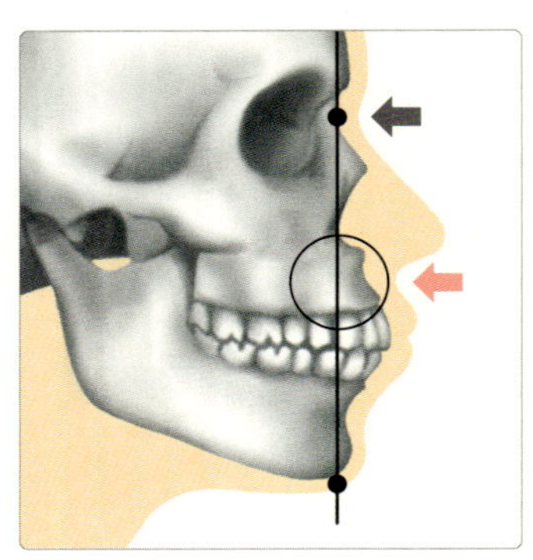

● 잇몸뼈가 돌출된 골격성 돌출

골격성 돌출

사실 치과에서 돌출의 종류와 정도를 판단하는 기준은 훨씬 더 복잡하고 어려운데, 편의상 가장 간단하게 설명하자면 왼쪽 그림과 같다. 먼저 안면골격에서 이마와 코 사이의 가장 안쪽으로 들어간 부분에서부터 정면을 응시하는 얼굴에서 수직으로 수선을 내린다. 이때 윗니를 담고 있는 잇몸뼈, 즉 코 아래의 인중이 시작되는 부분(동그라미 부분)과 아래턱의 가장 오목한 부분이 선 바깥으로 돌출한 경우에 골격성 돌출로 볼 수 있다. 또한 이 부분이 더 많이 튀어나올수록 골격성 돌출의 정도가 심하다고 본다. 골격성 돌출이 심한 경우, 치아교정과 동시에 악교정수술이 필요할 수 있다.

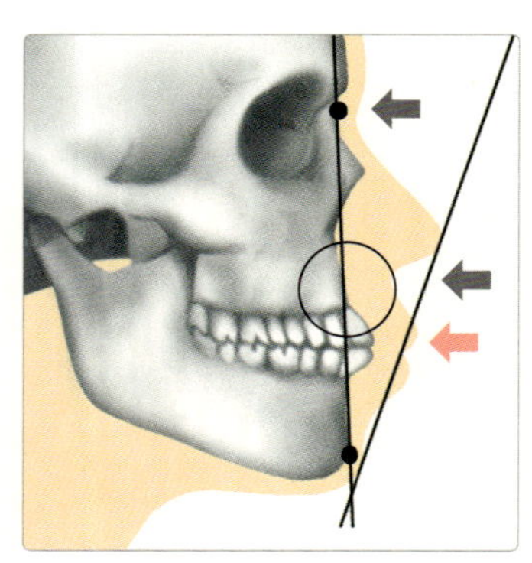

● 치아만 돌출된 치성 돌출

치성 돌출

치성 돌출은 위에서 말한 기준선으로 볼 때 골격성 돌출의 정도는 정상이거나 미미하지만, 심미선(코끝과 턱 끝을 이은 선)보다 윗입술과 아랫입술이 튀어나온 경우라면 어느 정도 치성 돌출을 의심할 수 있다. 이러한 경우, 영상진단을 통해 분석할 때 안면골격에서 이마와 코 사이의 가장 안쪽으로 들어간 부분에서부터 턱 앞쪽의 가장 튀어나온 점까지 선을 그린다. 이 선을 기준으로 했을 때 윗니를 담고 있는 잇몸뼈는 정상이고, 앞니가 5~6mm 이상 돌출하고, 아래 앞니가 3~4mm 이상 돌출한 경우를 치성 돌출의 정도가 심하다고 본다. 치성 돌출의 경우는 치아교정만으로 드라마틱한 치료효과를 볼 수 있다.

또한 돌출입수술이나 양악수술과 같은 악교정수술을 가장 많이 고려하는 골격성 돌출입의 경우도 다시 두 가지로 나눠서 생각할 수 있다. 이때 입 전체가 튀어나온 돌출입과 아래턱만 나온 주걱턱은 구별되는 개념이다.

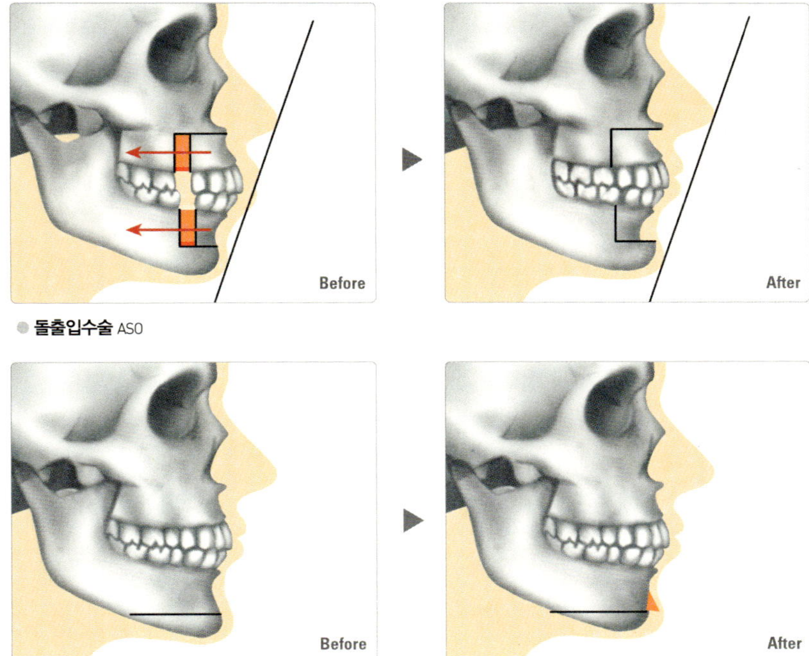

● **돌출입수술** ASO

● **턱 끝 성형술** Genioplasty

1. 옆에서 봤을 때 골격성 돌출입이고, 동시에 아래턱이 함께 나온 주걱턱인 경우

이러한 경우에는 양악수술(오른쪽 첫 번째 그림)을 함께 하는 것이 효과적일 수 있다. 하지만 무조건 양악수술을 하기보다는 돌출 정도를 좀 더 면밀히 진단해볼 필요가 있다. 돌출된 정도에 따라 어떤 경우는, 돌출입수술 혹은 치아교정과 함께 턱 끝을 다듬는 턱 끝 교정술로 치료할 수 있기 때문이다. 또한 돌출입수술, 돌출입교정술, 턱 끝 성형술 등을 결합한 치료를 할 수도 있는데, 이런 경우는 양악수술과 비슷한 효과를 내면서도 양악수술에 대한 두려움을 줄일 수 있다. 하지만 돌출된 정도가 심각하거나 위턱과 아래턱의 부조화가 심한 경우 양악수술을 고려하는 것이 좋다.

2. 주걱턱은 아니지만 코끝과 입 사이가 나온 골격성 돌출입

입술만 돌출된 치성 돌출의 경우에는 치아교정만으로도 충분한 효과를 볼 수 있다. 하지만 인중이 시작되는 부분이 이마의 가장 튀어나온 부분보다 돌출되었을 경우에는 골격이 과성장했다고 볼 수 있다. 이런 경우에는 위턱의 돌출입수술만으로 혹은 위턱의 돌출입수술과 턱 끝성형술을 동반함으로써 큰 효과를 볼 수 있다. 양악수술 등에 대해서는 4, 5, 6장에서 더 자세히 알아보겠다.

다시 한 번, 돌출 정도에 따른 해결방법을 간단히 정리해보겠다. 돌출 정도가 가장 경미한 첫 번째 단계는, 윗니와 아랫니가 둘 다 돌출했지만 골격성 돌출이 적고, 턱 끝은 돌출하지 않은 경우로, 이 경우는 치아교정을 생각해볼 수 있다. 두 번째는 윗니와 아랫니가 둘 다 돌출한 동시에 턱도 돌출한 주걱턱을 포함한 돌출입으로, 치아교정과 양악수술을 포함

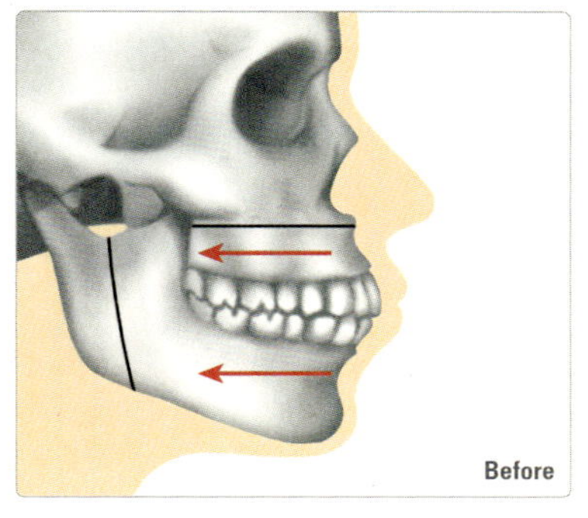

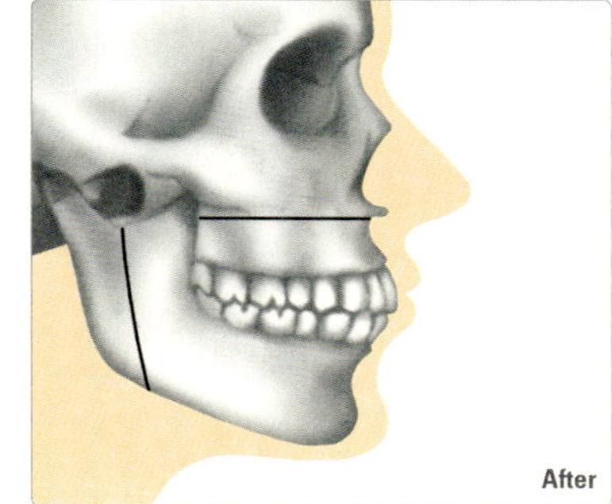

● 돌출입에 대한 양악수술은 이렇게 이루어진다.

IVRO

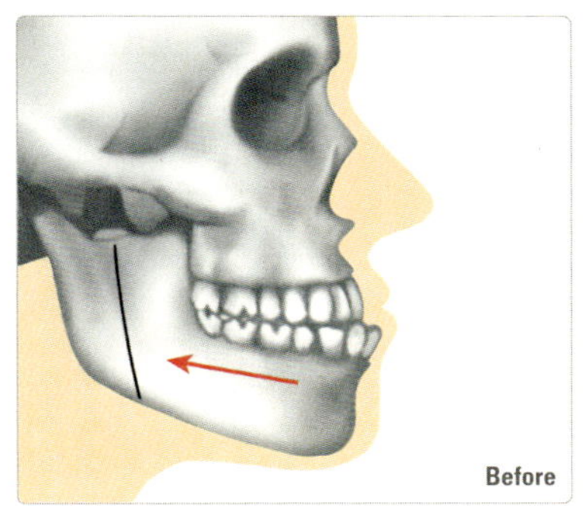

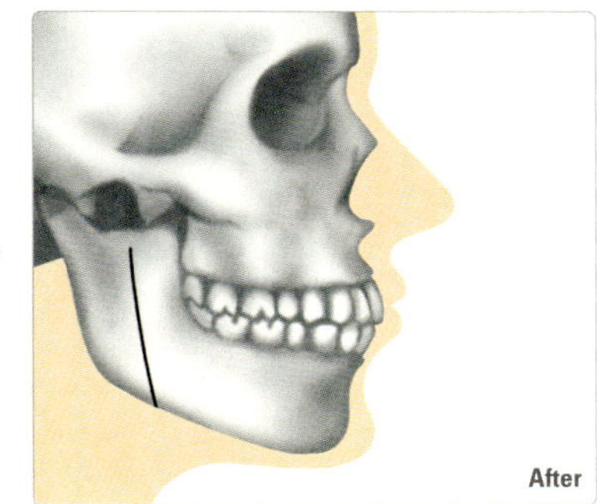

SSRO

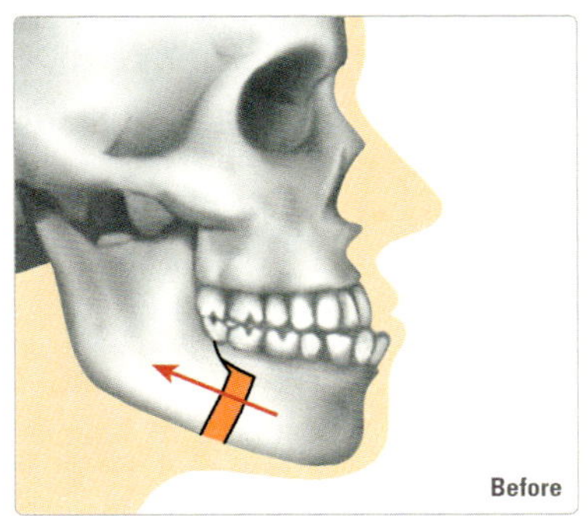

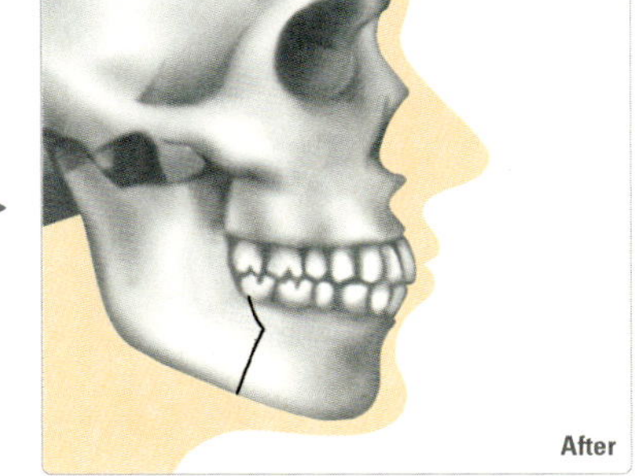

● 턱이 돌출된 경우 양악수술로 교합을 맞춘다.

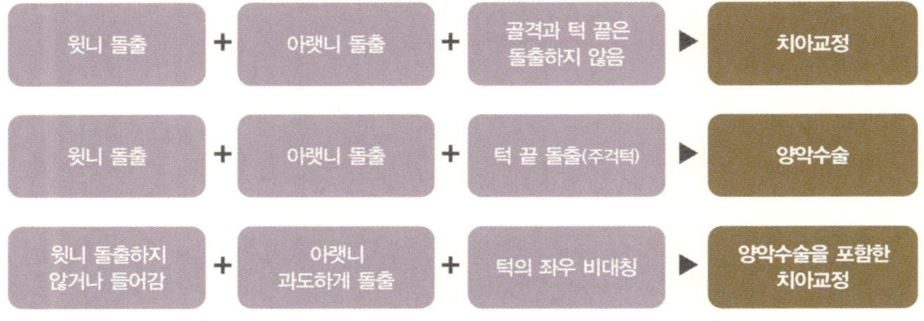

● **치아와 턱의 돌출 정도에 따른 해결방법**

한 치아교정을 생각해볼 수 있다. 세 번째는 윗니는 돌출하지 않았는데 아랫니만 심하게 많이 돌출한 데다 좌우까지 비대칭인 경우로, 양악수술과 치아교정을 더 진지하게 고려해볼 수 있다.

양악수술은 바로 앞 페이지의 그림을 보면 쉽게 이해가 될 것이다. 그림과 같이 IVRO(수직골절단술)과 SSRO(시상골절단술) 두 가지 방식이 있는데, 비대칭의 양상과 턱관절의 상태에 따라 환자에게 가장 적합한 수술법을 선택한다.

치아와 골격의 상태에 따라 혹은 틀어지거나 돌출된 정도에 따라서, 의사가 추천해줄 수 있는 수술은 생각보다 다양하다. 또한 환자 자신이 원하는 결과가 어떤 것인가를 고려해서도 다양한 치료방법을 고민해볼 수 있다. 안정성이나 치료효과를 생각했을 때, 치료방법의 종류와 경우의 수가 많기 때문에 반드시 양악수술만을 고집할 필요는 없다.

03

치아교정만으로
드라마틱한 변신을

● ● ●

      돌출입 때문에 고민하는 사람이라면, 치아교정으로 아주 드라마틱한 효과를 거둘 수 있다. 20대 후반 A는 돌출입이 마음에 들지 않아 치아교정을 할까 말까 고민 중이다. 돌출된 치아 때문에 입이 전체적으로 툭 튀어나와 보였는데, 자신의 그런 입모양이 너무나 신경 쓰였기 때문이다. 주변에 치아교정으로 큰 효과를 본 친구가 있어서 긍정적으로 검토하고 있지만 결정하기가 쉽지 않았다. 교정을 통해 치아상태가 어느 정도 개선되더라도 입모양이 여전히 돌출된 상태로 남는다면 결과에 만족하지 못할 것 같았기 때문이다.

    앞에서 말했듯이, 돌출입은 옆에서 봤을 때 코끝이나 턱 끝보다 입이 더 앞으로 나와 있는 상태다. 잇몸뼈(치조골)는 정상인데 치아가 앞으로 뻐드러졌거나, 치아와 잇몸뼈가 둘 다 앞으로 나온 경우 모두 돌출입이

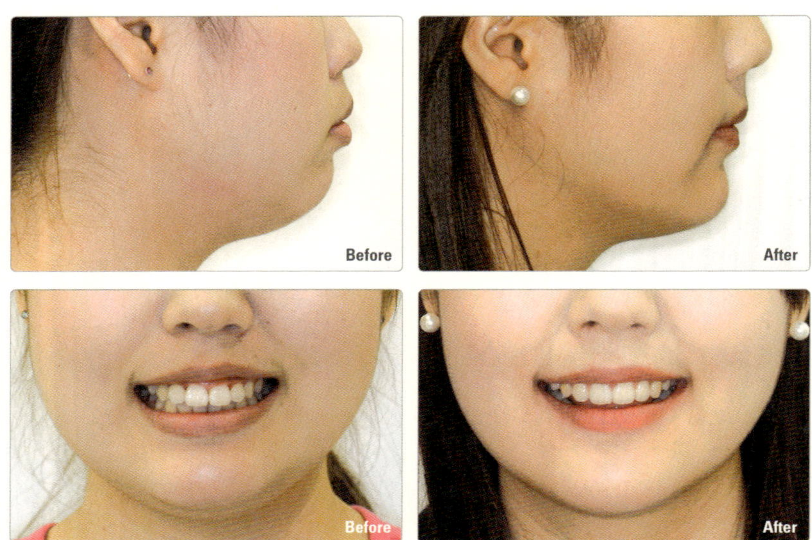

● 턱 선이 한결 갸름해졌고, 한쪽만 과도하게 올라가던 입술선이 바뀌었다.

라 할 수 있다.

A는 돌출입 때문에 평상시에도 사람들로부터 "화났어?" 혹은 "왜 그렇게 퉁명스러운 표정이야?" 하는 질문을 종종 받곤 했다. A처럼 가만히 있어도 화난 것으로 오해받는 것 때문에 고민하는 사람이 생각보다 많다. 환자에 따라 치료방법은 다르겠지만, 치아교정과 몇 가지 치료를 병행하면 돌출입이나 벌어진 앞니, 누런 치아, 함몰 입 등은 모두 개선할 수 있다. 경우에 따라 성형수술보다 훨씬 더 놀랍고 드라마틱한 결과를 얻을 수 있다.

얼굴이 점점
사각형으로 변해가요!

잡지 기자인 20대 후반의 M은 귀여운 외모의 소유자다. 기자라는 직업의 특성상 많은 사람들을 만나오던 그녀는 얼마 전 치아교정을 통해 얼굴이 많이 바뀌고 예뻐진 사람을 만나게 되었다. 사실 M 자신도 실제로 보기 전까지는 치아교정만으로 얼굴이 바뀌는 것은 단지 치과에서 하는 과장광고라고만 여겼었다. 그런데 치아교정으로 무척 예뻐진 사람을 실제로 만나본 후 자신의 얼굴형에 부쩍 더 관심을 갖게 되었다.

필자가 M과 충분히 상담을 하고 치아를 살펴보았더니 그녀는 돌출도 돌출이지만 위아래 치아의 맞물림에 문제가 있었다. 일단 어금니의 맞물림이 지나치게 강한 편이었고, 중간 어금니와 송곳니의 맞물림이 제대로 이루어지지 않는다는 게 가장 큰 문제였다. 그런 이유 때문에 저작작용의 대부분이 안쪽 어금니 2개에서만 이루어졌던 것이다. 결과적으로 비정상적인 맞물림 문제가 안쪽 어금니 부분의 씹는 근육을 과도하게 발달시키고 두꺼워지게 만들었으며, M의 얼굴형을 사각형으로 변화시킨 것이다.

치료방법을 설계하고 치료계획을 세울 때 M은 필자의 의견을 경청하고 적극적으로 따라주었다. 다만 자신이 겁이 많고 아픈 것을 잘 참지 못하니 되도록 아프지 않게 치료해달라는 것, 그리고 치아가 약해지지 않게 해달라는 것이 그녀가 원하는 것이었다.

M은 잇몸뼈가 아닌 치아가 튀어나온 치성 돌출이면서 돌출도는 윗니

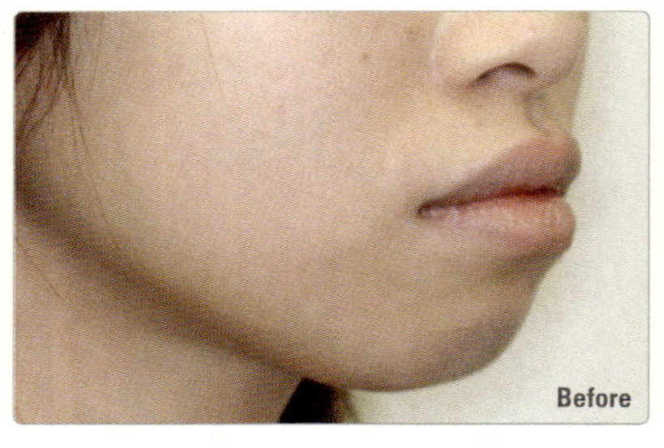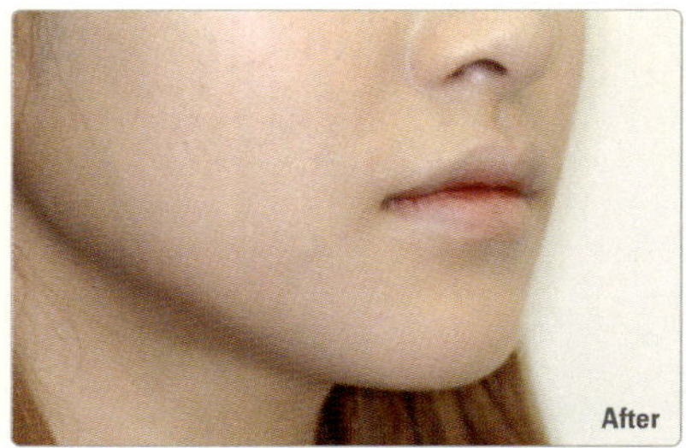

● 돌출입이 들어가자 입매와 입술이 전체적으로 날렵해졌다.

의 경우 평균보다 6mm 정도, 아래 앞니의 경우 5mm 정도 더 앞으로 나와 있었다. 때문에 필자는 상하좌우 첫 번째 작은 어금니를 발치하고, 앞니를 다시 배열하면서 뒤로 당기는 방법을 선택했다. 안쪽 어금니에 집중된 맞물림의 힘과 효율을 중간 어금니와 송곳니로 분산시켜야 했다. 그리고 돌출의 정도가 중등도 이상이어서 이 문제를 최대한 개선하기 위해 후방 어금니가 앞으로 당겨지지 않도록 노력했다.

18개월간의 치아교정으로 정상보다 6mm 정도 돌출되었던 입술과 치아는 완전히 개선되었다. 또한 후방 어금니에 집중되었던 저작력을 고르게 분산시킴으로써 사각턱을 만들었던 저작근의 모양이 변화하고 두께도 감소했다. 그러자 정면에서 자연스럽게 보았을 때 얼굴의 전체적인 윤곽이 U자에서 V자를 이루게 되었다.

또한 중간 어금니와 송곳니의 맞물림이 개선되면서, 저작근의 앞쪽 부분을 발달시켜 얼굴 중앙 부분의 볼륨감을 살려주는 데도 도움이 되었다. 얼굴의 가장자리가 활성화되고 넓어지는 것이 아니라 가운데 부분이 활성화되자 얼굴형이 전체적으로 좁아지게 된 것이다. 결과적으로 좀 더 입체적인 얼굴형을 갖게 된 M은 매우 만족스러워했고, 한층 더 활달하고 아름다운 모습으로 변화했다.

실물은 예쁜데 화면 속 얼굴은
왜 이렇게 부자연스럽지?

방송 아나운서를 꿈꾸는 S는 얼굴도 예쁜데다 조리 있는 말솜씨에 듣기 좋은 목소리까지 가진, 재주가 아주 많은 아가씨였다. 하지만 방송사 시험을 준비하면서 카메라 테스트를 해보니, 화면에서 보이는 얼굴의 느낌이 실물과 조금 달랐다. 쉽게 말해 실물은 예쁜데 화면 속 얼굴은 뭔가 어색하고 부자연스러워 보였다는 것이다.

S는 자신의 치아상태를 잘 알고 있었다. 치아배열이 조금 고르지 않은 것도 문제였지만 앞니가 다소 앞으로 튀어나와 있다. S는 튀어나온 앞니 때문에 평소에 잘 웃지 않았다. 그래서 가만히 있는데도 화난 것 같다거나, 기분이 안 좋아 보인다는 이야기를 자주 들었다고 한다. 그래서 S는 방송 아카데미에 다니던 중 치아교정을 결심했다.

S의 경우에는 치성 돌출과 고르지 않은 치아배열을 개선하는 데 주안점을 두고 치아교정을 시작하기로 했다. 사실 교정치료를 마음먹기 전에 S는 고민이 상당히 많았다. 과연 자신이 원하는 모든 것을 만족시키면서 교정을 할 수 있을지 확신이 없었기 때문이다.

S가 원했던 교정조건은 3가지였다. 첫째, 교정장치가 밖으로 보이지

않을 것. 둘째, 발음에 영향을 주지 않으면서 말할 때 불편하지 않을 것. 셋째, 최대한 짧은 시간 내에 교정을 완료할 것.

하지만 이 모든 것을 만족시키는 그런 치료방법이 과연 있는지, 아니면 치료를 하는 동안 모든 활동을 중단하고 치료에만 전념해야 하는 것은 아닌지에 대해 고민했던 것이다. 그러던 중에 S는 치아교정을 하고 있던 방송인 선배의 추천을 받아 필자의 병원에 방문했다. 같은 고민을 가진 선배가 그녀의 마음을 이해해주고, 아무에게도 말하지 않았던 본인의 치아교정 사실까지 알려주면서 치과에 가보라고 추천했다는 것이다. 오랜 상담 끝에 필자가 S에게 추천한 방법은 맞춤형 설측교정장치 인코그니토였다. 이유는 다음과 같다.

1 치아 뒷면에 붙이기 때문에 전혀 보이지 않는다.

2 기성 브래킷을 사용하는 기존의 일반적인 설측교정과는 달리, 인코그니토는 개개인의 치아모양에 따라 주문제작 방식으로 만드는 브래킷을 사용하기 때문에, 크기도 기성 장치의 1/3 이하로 작고, 모서리가 부드러우며, 이물감이 적다. 이러한 특징 때문에 발음의 효율과 정확성을 높일 수 있다.

3 기성 와이어(교정용 철사)를 사용하는 기존의 일반적인 교정과는 달리, 인코그니토는 와이어도 주문제작 방식으로 환자의 악궁형태를 정확하게 반영하므로 치료의 효율성이 높다.

결과적으로 S는 몰라보게 예뻐졌고, 어딘지 부자연스러워 보이던 얼굴이 아주 '보기 좋은 얼굴'로 바뀌었다. 이미 여러 현직 방송 아나운서들이 인코그니토를 부착하고 교정치료를 진행하면서 만족할 만한 치료경과를 보여주었다. 실제로 이들은 교정기간 동안 현업에 종사하면서 방송진행에 별다른 어려움을 겪지 않았다고 말한다. 때문에 S에게도 가장 적합한 교정장치로 인코그니토를 추천할 수 있었다.

치료동기가 확실해야
치료결과가 좋다

치료효과를 높이는 데는 한 가지 더 중요한 사항이 있다. 환자마다 다르긴 하지만, 치료에 대한 동기가 확실할수록 치료결과가 좋다는 점이다. 또한 동기가 강력한 환자들은 치료과정에서 느낄 수 있는 불편함에 대해서도 비교적 관대한 편이고, 그러한 불편함을 극복하고 이해하려는 마음이 크다. S 역시 장치를 부착한 후 1주일, 2주일 시간이 지날 때마다 조금씩 달라지는 자신의 치아와 얼굴의 변화에 꽤 만족스러워했다. 그래서 늘 더 예쁘게 웃는 모습으로 병원을 방문하곤 했다. 결국 치료를 시작한 지 6개월 정도 지났을 때 S는 치아배열이나 입모양이 많이 개선되었다. 예상했던 일이지만, 카메라 테스트는 물론이고 실기 테스트에서도 좋은 점수를 얻어 당당하게 방송사에 합격했다.

그리고 약 10개월 지난 후 S는 본인도 놀랄 정도로 달라져 있었다. 입과 턱의 모양이 교정을 시작하기 전과는 완전히 달라진 것이다. 위아래

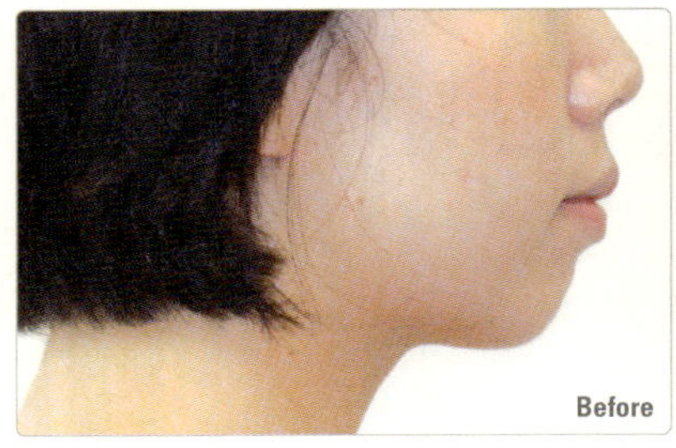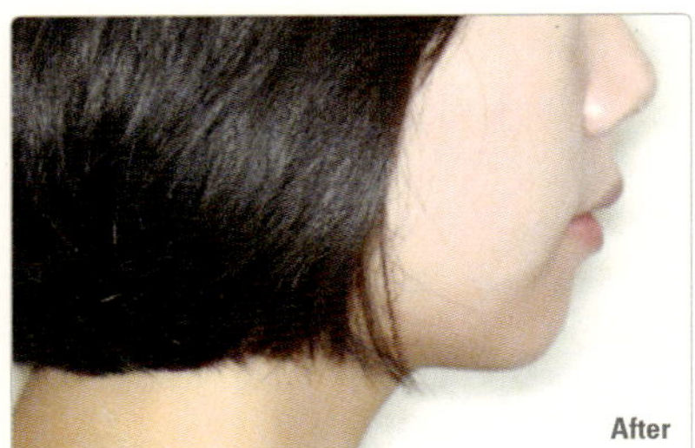

● 돌출입이 들어가면 얼굴이 더 작아 보인다.

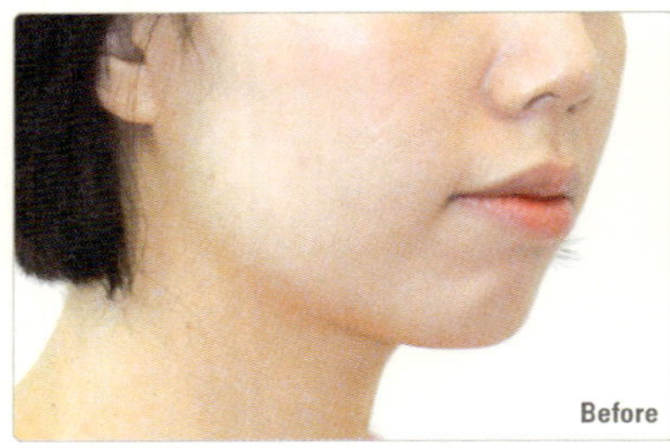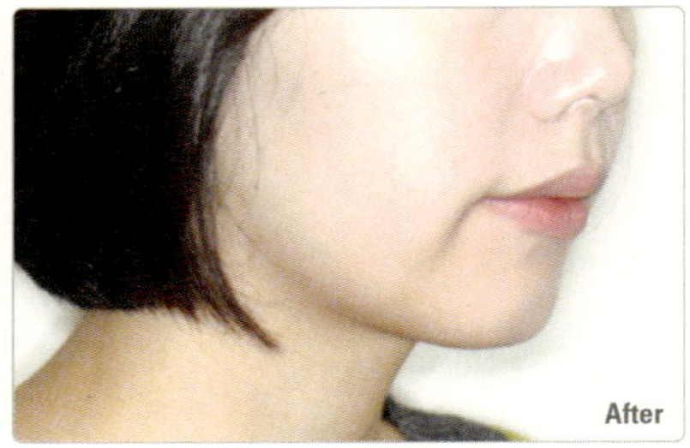

● 입매가 좀 더 세련되게 변했다.

앞니의 배열이 고르게 바뀌었고, 돌출 정도는 약 4~5mm 정도 감소했다. 특히 S의 경우는 장치에 대한 적응이 빨라서 장치를 부착하고 거의 1~2주 만에 정상적인 생활이 가능했다고 한다. 이처럼 빠르고 안정적인 적응에는 그녀 스스로의 의지가 중요한 역할을 했을 것이다.

그리고 자신이 변화한 모습을 필자가 책이나 칼럼 등을 통해 사람들에게 공개하는 것에 대해서도 긍정적인 반응을 보여주었다. 필자로서는 매우 고마운 일이기도 한데, 치료에 대한 만족도가 높아서이기도 하지만, 자신과 같은 고민을 가진 사람들에게 정확한 정보를 알려주고 싶다는 착한 마음 때문이 아닐까 싶다.

04
양악수술을 정말
해야 할까?

양악수술은 말 그대로 위턱과 아래턱을 함께 수술한다는 뜻으로, 얼굴뼈를 재배열하는 복잡한 수술이다. 세계 최초로 양악수술을 집도한 의사는 1960년대 스위스 취리히 치과대학의 구강악안면 외과의사인 휴고 오베게서Hugo Obwegesser이고, 이를 좀 더 대중적으로 발전시킨 사람은 미국 텍사스 치과대학 구강악안면 외과의사인 벨W. H. Bell교수다.

우리나라에서는 1970년대부터 구강악면외과라는 치과의 영역에서 양악수술을 시작했다. 최근에 양악수술을 한 몇몇 연예인들의 극적인 외모 변화가 전파를 타고 많이 노출되면서 이 수술이 널리 알려졌고, 인터넷에 떠도는 단편적인 정보만으로 수술에 도전하는 사람들이 증가하고 있는 추세다.

실제로 양악수술 전후 사진을 보면 정말로 "악!" 소리가 나온다. '어떻게 사람이 저렇게까지 많이 변할 수 있을까?', '나도 수술하면 저렇게 될까?', '위아래 턱뼈를 손봤다고 얼굴이 저렇게까지 작아질까?', '정말 대단하다!' 이런 생각이 들 수밖에 없는 수술이 바로 양악수술이다. 쌍꺼풀수술처럼 간단한 성형만 해도 전체적인 인상이 달라지고 많이 변화된 모습을 보게 되는데 얼굴뼈를 바로잡아 얼굴형 전체를 바꾸는 수술이니 이런 마법 같은 결과를 가져다주는 것은 어쩌면 당연한 일인지도 모른다. 하지만 오직 양악수술만이 그런 드라마틱한 변화를 주는 것은 아니다.

무분별한 양악수술은 NO!

원래 양악수술은 위아래 턱의 부정교합을 바로잡는 것이 목적이었다. 위아래 턱이 제대로 맞물리지 않으면 씹는 기능에 문제가 생기거나 발음이 부정확해질 수 있다. 그래서 양악수술은 원래 미용적인 목적보다는 일상생활에서 어려움을 겪고 있던 환자들을 도와주던 수술이었다.

물론 얼굴의 좌우가 비뚤어졌거나, 주걱턱이면서 입까지 돌출된 사람이라면 양악수술로 새로운 삶을 살 수 있다. 또한 삐뚤삐뚤한 치아배열과 비대칭적인 얼굴형에 심한 스트레스를 받고, 그것으로 인해 스스로 위축되거나 사회생활에 부정적인 영향을 받는다면 양악수술에 대해 긍정적으로 검토해볼 수도 있을 것이다. 게다가 최근에는 연예인 마케팅 효과로 인해 양악수술이 예뻐지기 위한 미용성형의 최신 트렌드로 인식되고 있는 것도 사실이다.

그래서인지 최근에는 필자를 보자마자 "선생님, 저 양악수술을 해야 하지 않을까요?" 하고 묻는 사람들이 많다. 진단결과 다른 치료가 더 적합한 환자들도 "제가 알아보고 왔는데, 저는 양악수술을 해야 할 것 같아요."라고 말해서 가끔은 좀 당혹스럽다.

하지만 예뻐지고 싶은 마음 때문이라면 반드시 양악수술만이 정답은 아니다. 정도가 심하지 않은 경우라면 양악수술을 하지 않더라도 얼마든지 문제를 해결할 수 있다. 간단한 치아성형과 치아교정만으로도 양악수술을 한 것만큼이나, 아니 그보다 훨씬 더 예뻐질 수 있다는 말이다.

돌출입은 입 자체와 치아에만 국한되는 문제가 아니다. 전체적인 얼굴의 윤곽을 좌우할 수도 있기 때문에 중요하다는 것이다. 또한 돌출입을 치료하기 위해서는 치열과 잇몸의 상태를 꼼꼼히 체크하고 입술의 두께와 성별, 나이, 직업, 미美에 관한 문화적인 기준 등을 고려해야 한다.

치아와 구강의
돌출 정도를 판단하는 4단계

치아와 구강의 돌출 정도는 4단계로 나누어 생각해볼 수 있다. 이에 대한 분류의 기준은 다양하지만, 필자의 경우 다음과 같이 분류한다.

1단계

- 앞니 정중선과 코의 정중선이 2mm 미만으로 비대칭인 경우

- 위아래 앞니의 정중선이 2mm 미만으로 일치하지 않는 경우

- 앞니 치아의 축이 바르지 않고 비뚤어진 경우

  → 치아성형이나 치아교정으로 바로잡을 수 있다. 두 가지 방법 중 어떤 것을 선택할지는 치아의 모양이나 형태, 환자의 직업, 치료기간에 대한 기대치 등을 고려하여 결정할 수 있다.

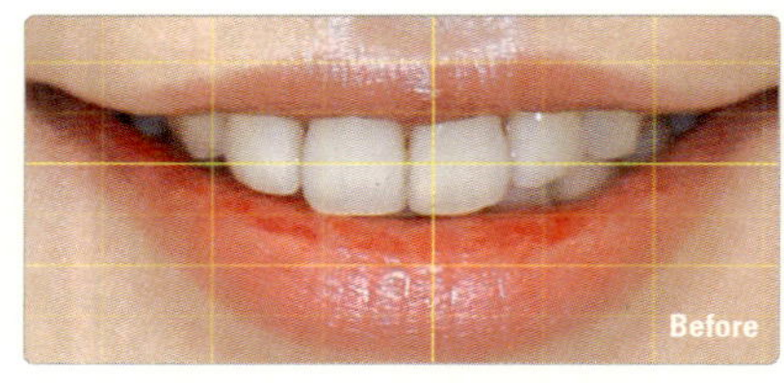

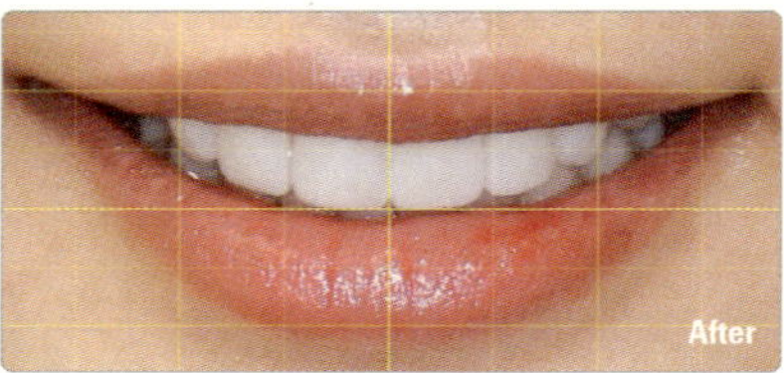

● 치아성형, 라미네이트 치료 후 앞니의 정중선이 얼굴의 정중선과 일치되었다. (치료기간 1주일)

2단계

- 아래 앞니나 아랫입술이 위 앞니나 윗입술보다 2mm 미만으로 앞으로 나온 경우

  → 치아성형보다는 치아교정을 고려할 수 있다.

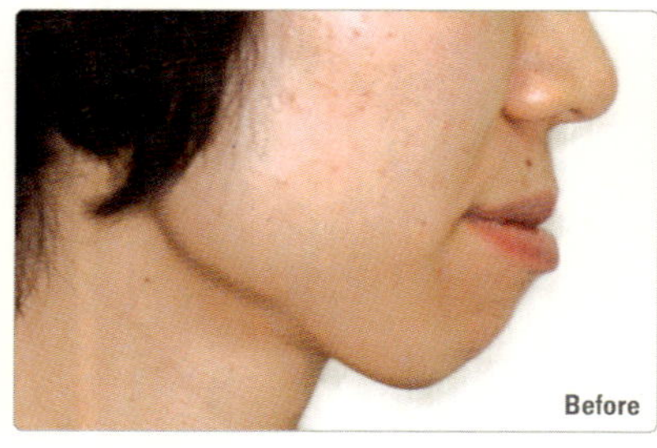

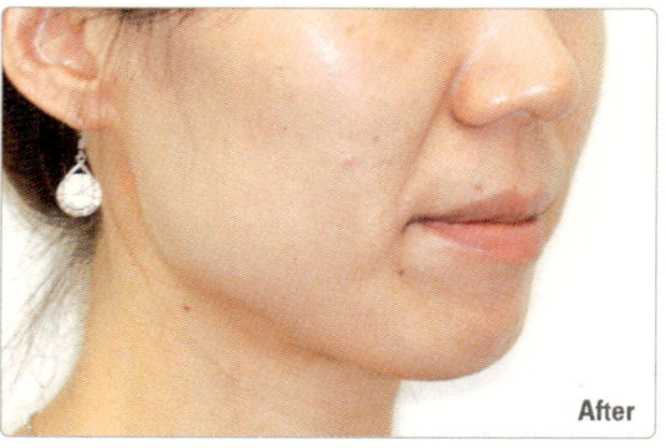

● 치아성형만으로 치료한 사례. 튀어나왔던 아래턱이 교정 후 제자리를 찾았다. (치료기간 18개월)

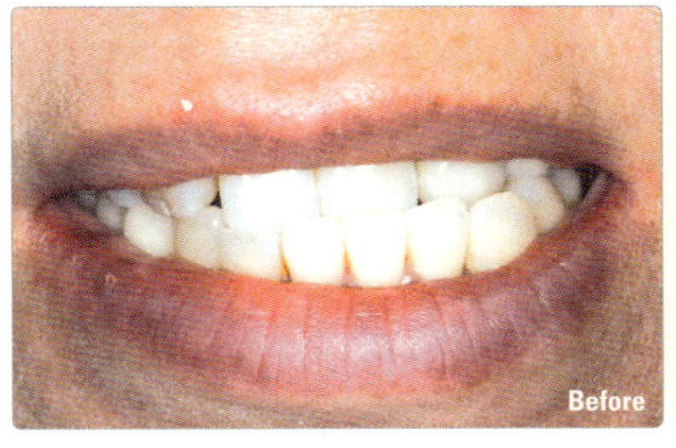 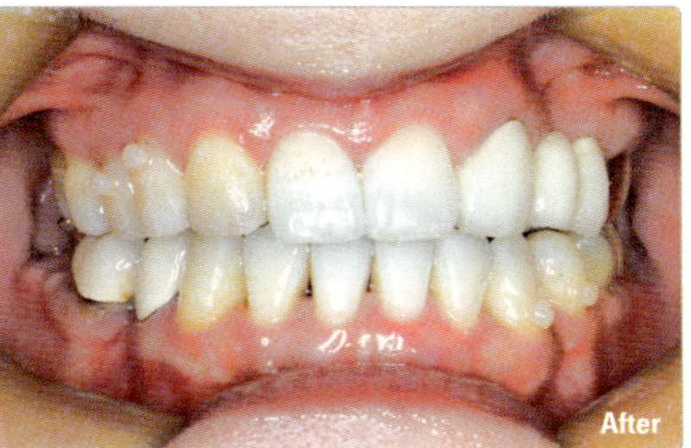

● 좌우가 불균형했던 치아가 교정 후 반듯해졌다.

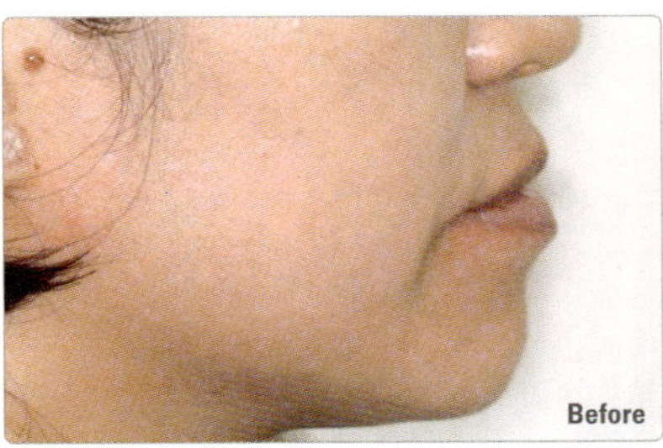 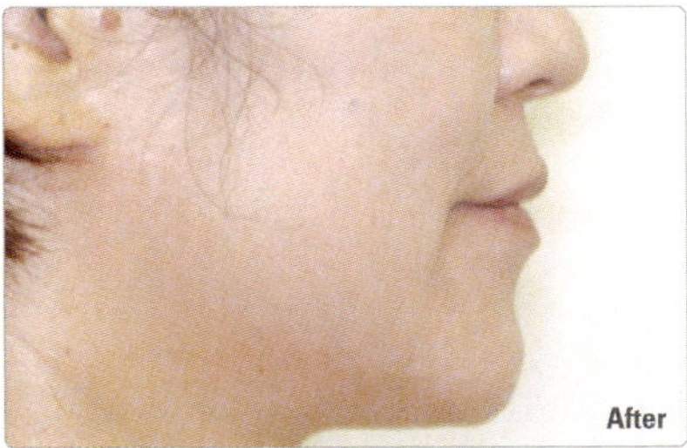

● 치아교정만으로 치료한 사례. 교정 후 아래턱이 들어가고 턱선도 갸름해졌다. (치료기간 24개월)

3단계

- 앞니 정중선과 코의 정중선이 2~4mm 정도 비대칭인 경우

- 아래 앞니나 아랫입술이 위 앞니나 윗입술보다 2~4mm 정도 앞으로 나온 경우

    → 치아교정이나 양악수술을 생각할 수 있다.

4단계

- 앞니 정중선과 코의 정중선이 4mm 이상 비대칭인 경우

- 아래 앞니가 위 앞니보다 4mm 이상 앞으로 나온 경우

    → 치아교정과 양악수술을 함께 고려해야 한다.

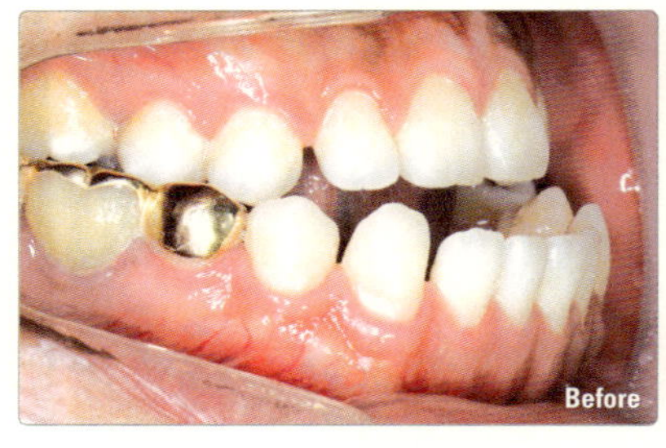
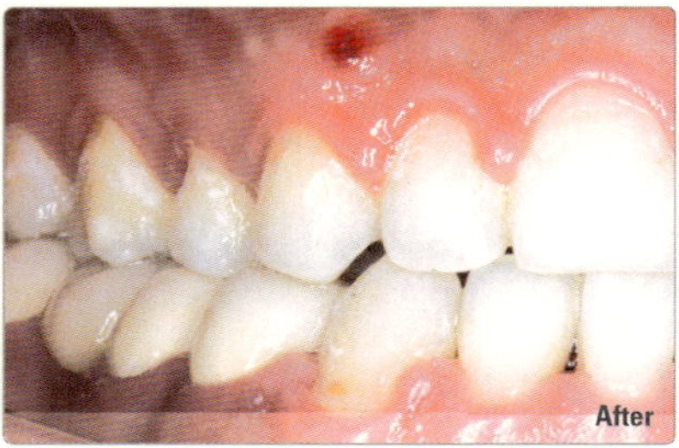

● 제대로 맞물리지 않았던 부정교합이 양악수술과 교정 후 정상교합으로 바뀌었다.

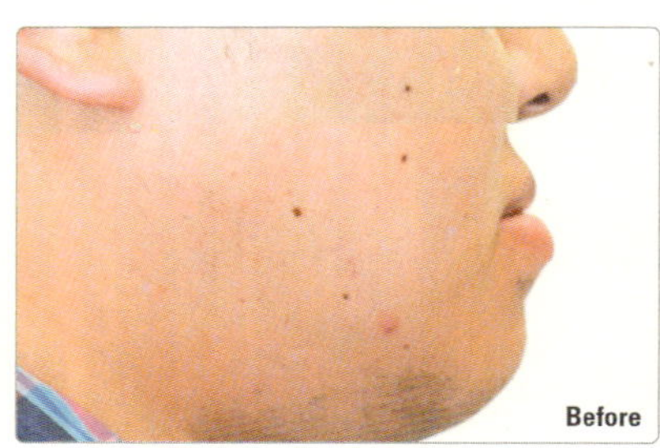
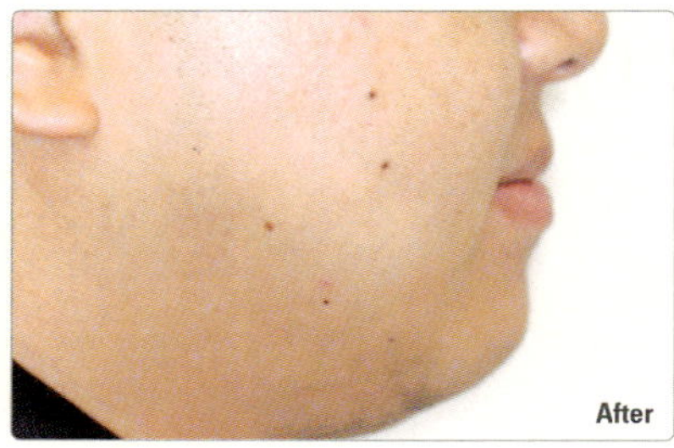

● 교정 후 아래턱이 안으로 들어갔다.

최근 양악수술에 대한 크고 작은 부작용 사례가 알려지면서, 양악수술의 안전성에 대한 논란이 많다. 앞서 말한 바와 같이 양악수술의 원래 목적은 턱과 관련된 기능 이상이나 심각한 외관상의 문제를 해결하기 위한 것이었다. 하지만 최근에는 양악수술이 오로지 미용만을 목적으로 한 일종의 성형수술로 인식되는 경향도 있다. 뼈를 이동하고, 동시에 자르고 집어넣거나 빼주는 수술과정에서 정상적이지 못한 뼈의 튀어나온 부위를 잘라내므로 얼굴이 작아지는 효과가 있기 때문이다.

양악수술은 턱의 기능이나 외관에 심각한 문제가 있는 환자들에게 꼭 필요하고 효과도 높은 치료방법이다. 그러나 문제는 오로지 미용의 목적으로만 무분별하게 양악수술을 받으려는 환자가 늘고 있다는 점이다.

양악수술은 턱의 위치나 모양을 변형시키는 수술로, 위턱과 아래턱을 함께 수술한다. 위턱과 아래턱의 뼈를 잘라서 2개로 분리한 다음 정상교합에 맞게 뼈를 이동시킨 후에 다시 뼈를 고정하는 방법이다. 치아교정과 함께 이루어지는 경우가 많다. 턱이 돌출된 주걱턱, 턱이 과도하게 들어간 무턱, 안면비대칭, 턱관절의 부정교합, 돌출입, 잇몸노출증 등 턱뼈나 치아의 불규칙성을 바로잡아 기능적인 문제를 해결해줌과 동시에 심미적인 효과까지 함께 얻을 수 있다.

최근 들어 양악수술이 많이 대중화되었지만, 사실 난이도가 매우 높은 편이다. 양악수술은 전신마취를 해야 하는 수술로 수술규모가 굉장히 큰 편에 속한다. 수술의 난이도로 따지면 얼굴뼈를 다루는 수술 중에서는 가장 어려운 수술에 속한다고 할 수 있다. 양악수술은 신경이 지나가는 근육과 골격을 분리했다가 다시 맞추는 수술이기 때문에, 초기에는 누구나 일정 기간 동안 얼굴에 감각이 없다. 그러다 시간이 지나면서 서서히 감각을 회복한다.

이 때문에 크고 작은 부작용이 나타나기도 한다.

그렇다면 양악수술의 부작용을 막는 가장 현명한 방법은 무엇일까? 양악수술 후에 부작용이 나타났다고 해서 양악수술 자체에 문제가 있다는 것은 아니다. 그동안 양악수술을 통해 턱 관련 기능이나 외관에 문제가 있던 적지 않은 환자들이 새로운 삶을 되찾은 것 또한 의료계의 큰 변혁임이 틀림없다. 다만 양악수술이 크게 유행하면서 일부에서 쌍꺼풀 수술처럼 간단한 성형수술로 잘못 이해하고 있다는 것이 문제다.

양악수술은 턱 관련 기능 이상을 개선하는 데 가장 효과적인 수술이기 때문에 전문병원들은 부작용 없이 안전하게 수술하기 위해 노력하고 있다. 그러므로 환자들 역시 좀 더 신중하게 수술을 결정해야 하며, 부작용에 대해 충분히 숙지해야 할 것이다.

안전하고 부작용 없는 양악수술을 하기 위해서는 무엇보다 병원과 의료진의 선택이 중요하다. 무조건 큰 종합병원이나 가격이 저렴한 병원을 찾기보다는 양악수술을 전문적으로 집도하고 의료진의 수술경험이 풍부하며 수술결과도 좋은 전문병원에서 받는 것이 바람직하다.

양악수술과
치아교정의 시너지

20대 후반의 J는 한눈에 보기에도 입이 튀어나온 데다 주걱턱이었다. 그리고 위턱의 좌우가 평행하지 않고 한쪽으로 기울어졌으며, 위아래 치아의 정중선이 일치하지 않는 비대칭 상태였다. 가장 우려스러운 것은 앞니의 심각한 반대교합이었다(반대교합은 위의 앞니보다 아래 앞니가 더 앞으로 나온 부정교합의 한 종류다). 겉으로 보기에도 이런 점이 두드러져 어린 시절부터 늘 사람들 앞에 나서기를 꺼렸고, 그로 인해 성격까지 소극적으로 변했다고 한다. 그는 가족들의 적극적인 권유로 병원을 찾게 되었다.

치과에서는 치아와 구강의 돌출 정도에 따라서 진단을 내리는데, 가끔 치아교정만으로는 치료를 할 수 없는 경우가 있다. J와 같은 경우에는 양악수술로 치료를 하는 편이 나을 것 같았다. 하지만 양악수술을 결정하기 전에 먼저 풍부한 경험을 가진 전문의와 상담을 해보고 나서, 자신이 원하는 것이 무엇인지, 치료를 받으면서 감수하고 참아내야 하는 부분이 어떤 것인지에 대해 자세하게 알아보고 깊이 생각해봐야 한다.

J의 경우, 상담을 해보니 말할 때 혀 짧은 소리가 나서 불편하다고 했다. 또한 정상적인 사람들의 모습과 비교했을 때 외모에서 다르게 느껴지는 부분이 분명히 있었다. 그것 때문에 마음까지 몹시 위축된다는 J의 말을 들으니 상당히 안타까웠다. 진단결과 J는 아래턱이 주걱턱이었는데 턱 끝만 나온 것이 아니라 윗니와 윗입술이 이마와 코를 비롯해 얼굴 전체에 비해 돌출되어 있었다. 또한 아랫입술도 튀어나온 상태였는데, 위 앞니보다 아래 앞니가 6~8mm 정도 앞으로 나온, 심각한 반대교합 상태였다. 이 정도면 치아교정만으로는 원하는 만큼의 치료효과를 거두기 어려웠다. 그래서 J는 양악수술과 치아교정을 함께 하기로 했다.

수술결과는 무척 만족스러웠다. 다만 치아의 부정교합은 완전히 개선되지 않았기 때문에 음식을 먹을 때 여전히 다소 불편해했다. 필자는 수술을 하기 전에 그 부분에 대해서 충분한 설명을 해주었고, 그 정도의 불편은 감수하겠다는 의지가 있어서 J는 별로 개의치 않았다.

수술 후 치아교정을 진행했고 부정교합도 차차 개선되었다. J의 경우는 전반적인 치아배열이 좋지 못했고, 부정교합의 정도가 매우 심한 편이어서 2년 정도 교정치료를 했다. 짧지 않은 시간 동안 불편함을 감수하며 노력한 끝에 J는 만족스러운 결과를 얻었다. 덕분에 자신감을 되찾았고 원하는 직업을 가지는 데도 성공해 행복하게 살고 있다.

수술을 먼저 할까?
교정을 먼저 할까?

양악수술은 변형된 위아래 턱뼈를 정상적인 위치로 돌려놓은 후, 틀어진 치아를 교정함으로써 비로소 정상적인 얼굴의 조화를 맞춰주는 수술이다. 따라서 뼈를 이동함과 동시에 자르고 집어넣거나 빼주는 작업이 함께 진행된다. 때문에 대부분의 경우 양악수술과 함께 치아교정의 절차가 필요하다.

그렇다면 치아교정은 양악수술을 하기 전에 받아야 할까, 아니면 하고 나서 받아야 할까? 그것은 턱의 상태에 따라 다르다. 10년 전만 하더라도 대부분 수술 전에 치아교정을 진행했기 때문에 아래턱만 수술하는 경우도 많았다. 하지만 최근에는 선수술 기법이 발달하면서 대부분의 경우 '선수술 후교정'으로 진행하는 추세다.

선수술 후교정이란 수술을 먼저 한 후에 치아교정을 받는 것을 말한다. 즉 수술 전에 치아교정을 받지 않고, 먼저 턱수술을 통하여 위턱과 아래턱의 위치를 이동시킨 후 치아교정을 하는 것이다. 그렇게 해서 위아래 치아의 맞물림을 맞추고 안정성을 회복하는 방법이다. 수술을 먼저 할 경우에는 짧은 시간 안에 외모가 드라마틱하게 개선되는 효과를 얻을 수 있다. 또한 골격의 문제를 먼저 해결하기 때문에 치아교정을 하는 동안 환자의 심리적인 만족도가 크고, 경우에 따라 전체 치료기간이 단축되는 점도 큰 장점으로 손꼽힌다.

하지만 무엇보다 환자의 치아상태나 턱뼈의 모양을 잘 살펴보고 결정치과에 가면 치료하기 전에 먼저 상담을 하고 사전검사를 받는다. 사전검사는 의사가 직접 눈으로 관찰하는 방법도 있지만, X레이로 얼굴, 치아 등의 사진을 찍어서 골격의 구조와 치아의 상태를 파악한다. 바로 당일에 검사결과가 나오는 경우도 있고, 분석을 위해 며칠 후 다시 병원에 내원해야 하는 경우도 있다. 검사비용은 병원마다 다르므로 미리 병원에 문의한 후 내원하는 것도 좋다.

상담을 하기 위해 병원에 갈 때는, 미리 '내가 왜 치아교정을 하고 싶은지'에 대한 이유와 동기를 구체적으로 생각해보는 것이 좋다. 평소에 자신의 얼굴에서 거슬려 보였던 부분 등에 대해서도 미리 생각하고 정리해둔다면 좀 더 정확하고 빠르게 상담할 수 있다.

또한 치아교정이나 치아성형은 경우에 따라 꽤 오랜 기간이 소요되므로, 현재 하고 있는 일에 지장을 주지 않는지도 미리 고민해봐야 한다. 그리고 결혼이나 취업, 유학 등의 계획이 있다면, 그 일정에 관해서도 함께 논의해야 한다. 미리 이런 점들에 대해 고민한 후 내원한다면 가장 좋은 치료방법을 찾고 계획을 세우는 데 큰 도움이 될 것이다.

하는 것이 중요하다. 수술 전에 치아교정을 할지 아니면 수술을 먼저 하고 교정을 나중에 할지는, 정밀진단을 마친 후 결정하는 것이 좋다.

선수술의 경우 수술 후에 위아래 치아의 맞물림이 안정적이지 못하기 때문에 경우에 따라 초기에는 저작기능에 어려움이 생길 수 있다. 또한 수술 후에 이루어지는 치아교정 과정에서 미세한 비대칭의 양상이 해결되지 못할 수도 있다. 따라서 무리하게 선수술을 고집할 필요는 없다. 수술 전에 치아교정을 하는 편이 유리한 경우도 많기 때문이다.

06
급격한 외모의 변화,
어디까지 감당할 수 있는가?

양악수술을 결정했다면, 치료 후에 얼굴이 얼마나 변화할 것인지에 관해 신중하게 고려해야 한다. 이때 반드시 고려해야 할 점이 바로 환자의 나이와 사회적 관계다. 앞에서도 강조했듯이, 양악수술은 수술규모가 크고 난이도가 높은 수술이다. 따라서 쌍꺼풀수술이나 코수술처럼 쉽게 결정할 수 있는 것은 아니다. 양악수술을 한 연예인들의 수술 전후 사진이 인터넷에 자주 공개되곤 하는데, 그런 사진만 봐도 완전히 다른 사람 같아 보인다는 사실을 알 수 있을 것이다. 그러한 급격한 변화 때문에 화제가 되기도 하지만, 모든 사람이 호의적으로 생각해주는 것은 아니어서 한편으로는 이런저런 구설수에 오르기도 한다.

그렇다면 과연 연예인도 아니고 평범한 일반인이, 이처럼 급격한 외모의 변화를 자연스럽게 혹은 대수롭지 않은 일로 받아들일 수 있을까?

무조건 아름다운 얼굴을 갖는 데만 초점을 맞추지 말고, 먼저 자신의 나이와 사회적 관계들에 대해 되돌아보는 과정이 반드시 필요하다. 수술 후에 나의 정체성이 수술 전과 어느 정도로 자연스럽게 이어질 수 있을 것인지에 대해 깊이 생각해보라는 것이다.

정체성에 관한 접근은 나이와 직업, 성격 등을 고려해야 하는데, 사회적 관계가 이미 많이 형성된 연령대일수록 더욱 신중하게 결정하는 것이 좋다. 쉽게 말해 고등학교 3학년 학생이 수능시험을 끝내고 수술을 하는 것과 대학을 졸업한 후에 7~8년 이상 사회생활을 하고 있는 상태에서 수술을 하는 것은 완전히 다르다는 것이다. 후자의 경우에도 양악수술을 통해 원하는 만큼 변화하고 아름다워질 수 있지만, 변화의 정도가 너무 심하거나 다른 성형수술까지 동반한다면 사회생활과 인간관계에 문제가 생길 수 있다. 정서적인 측면에서 미처 생각하지 못했던 갈등이 생겨날 수 있기 때문이다.

그래서 요즘은 양악수술에 대한 진단과 치료 시뮬레이션이 많이 발전했다. '브이-셉V-ceph'과 '모르페우스 3D3D Morpheus (3차원 입체 가상진단 가능)'라는 가상시술 프로그램이 있는데, 그러한 프로그램들로 시뮬레이션을 해보면 수술 후의 결과를 2차원적인 모습뿐만 아니라 3차원 영상으로도 확인할 수 있다. 그러므로 자신의 변화될 모습에 대해 미리 신중하게 검토해보고 결정하는 것이 좋다. 또한 이런 문제는 가족이나 친구, 지인 등 가까운 사람들과 충분히 대화를 나눠보고 도움을 청하는 것도 좋다. 주위 사람들로부터 정서적으로 동의와 지지를 받고 있다는 사실을 인지하는 것만으로도 내면의 불안감이 한결 줄어들고 자신감을 얻을 수 있기 때문이다.

양악수술 후 변신에 성공했는데
우울증과 대인기피증이?

필자가 여러 환자를 만나 이야기를 나누면서 느낀 것 중에 하나가 모든 환자들이 완벽한 아름다움을 원하는 것은 아니라는 사실이다. 20대 초반의 여성인 경우에는 아직 사회에 완전히 진출하기 전이고 주변의 인간관계가 아직 넓은 편은 아니다. 아직은 사회 진출을 준비하는 과정이기 때문에 자신의 콤플렉스를 완전히 극복하기를 원하며 180도 달라진 인상으로 인생을 새롭게 출발하기를 바라는 경우가 많다. 이런 경우라면 아름다움에 대한 효과를 가장 극대화시켜줄 수 있는 치료를 권할 만하다. 증상과 상황을 고려하여 양악수술은 물론 치아교정과 치아성형, 잇몸성형이나 치아미백 등의 심미적인 치료를 병행하는 시술이 가능하며 만족스러운 결과를 얻을 수 있다.

하지만 20대 후반 이후의 여성들은 생각이 조금 다르다. 예뻐지는 것도 물론 중요하지만 수술 후에 너무나 많이 달라지게 되면 자신의 모습에 대한 또 다른 고민이 생길 수 있다. 이미 사회에 진출해 다양한 사람들과 인맥을 쌓아왔고, 그 안에서 많은 사람들에게 자신에 대한 특정한 이미지를 심어주었다. 그런데 짧은 기간 내에 확연히 달라진 외모는 설령 아주 많이 아름다워졌다고 하더라도 정체성에 혼란을 가져올 수 있다. 만나는 사람마다 물어볼 테고 그때마다 일일이 설명을 해야 하는데다, 내가 아는 모든 사람이 나의 수술 사실을 곱게 봐줄 것이라고 장담할 수는 없는 것 아닌가?

실제로 한 30대 여성 환자는 양악수술 후 이제까지 자신이 알고 있던 사람들과 만나는 것을 두려워했다. 그 환자처럼 외모는 만족스럽게 변했지만 거울 속 자신의 모습이 왠지 낯설게 느껴지고 자신이 아닌 것 같아 우울한 마음이 들 수도 있다. 주변 사람들이 이런 내 모습을 어떻게 생각할까에 대해 끊임없이 고민하게 될 수도 있다. 이런 경우라면 양악수술보다는 치아교정이나 치아성형을 통해 시간을 두고 조금씩 천천히 예뻐지는 것이 나을 수도 있다.

치아교정의 경우는 시간을 두고 서서히 변화하기 때문에 그 시간 동안 함께 지낸 사람들과의 관계에서 불거지는 문제가 거의 없다. 따라서 자신의 변화한 모습에서 비롯되는 정체성의 혼란도 없고, 교정 이전의 모습을 완전히 없애거나 부정하는 것이 아니기 때문에 아름답게 변화하는 자신의 모습을 더욱더 긍정적으로 받아들일 수 있다.

남들의 시선보다는 자신의 만족감이 더 중요하다

20대 후반의 C는 아주 활기차고 자신감 넘치는 커리어 우먼이다. 그녀는 전문직에 종사하는 여성으로, 자신의 분야에서 능력을 인정받으며 매우 만족스러운 직장생활을 하고 있었다. 또한 성격도 활달해서 친구들과 어울리기를 좋아하고 지금의 생활을 즐기며 살아가고 있었다. 그런데 만나는 사람들마다 그녀에게 건네는 한마디가 있었으니, 바로 이

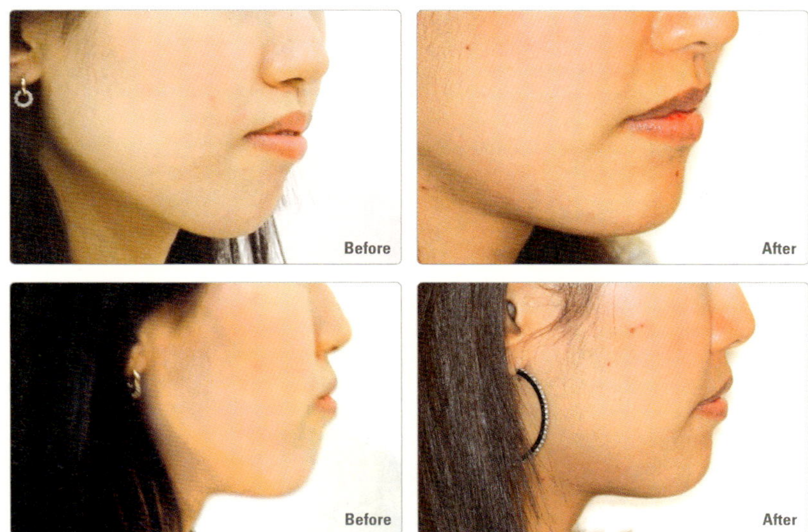

● 치아교정과 치아성형만으로도 얼굴형은 충분히 개선될 수 있다.

것이었다.

"넌 다른 건 다 예쁜데, 그 턱만 좀 어떻게 해봐. 턱이 조금만 들어가도 참 예쁠 텐데 아쉬워! 양악수술 한번 받아보는 게 어때?"

이 얘기 때문에 그녀는 치과를 찾게 되었다. C의 경우 얼굴의 비대칭 정도가 심하고, 양악수술 후에 굉장히 예뻐질 수 있는 얼굴이라서 수술을 권했다. 하지만 그녀는 계속 갈등하고 고민하면서 쉽게 결정을 내리지 못했다. C는 자신이 좀 덜 예뻐지더라도 너무나 급격하게 바뀌는 것보다는 주변 사람들과의 관계에 영향을 미치지 않는 수준에서 시술받기를 원했던 것이다. 현재 자신의 삶에 상당히 만족스러워하고 있던 그녀였기에, 특별히 아름다워지기 위해 수술을 원한다기보다는 주변 사람들이 한마디씩 던지는 이야기가 듣기 싫었던 것이다. 그래서 C는 결국 양악수술이 주는 완벽한 아름다움 대신 치아성형과 치아교정으로 자신이 원하는 만큼의, 자신에게 알맞은 아름다움을 선택했다.

그리고 또 한 가지 중요한 것은 수술 이후에 가족이나 친구들의 따듯한 관심과 애정 어린 배려이다. 달라진 모습에 대해 격려해주고 자신감을 북돋아줄 수 있는 따뜻한 말 한마디가 무엇보다 중요하다. 그러한 격려는 수술 이후에 일상생활에서 정서적으로 긍정적인 에너지와 자신감을 회복하는 데 큰 도움이 된다.

요즘은 남자, 여자, 노인, 아이 할 것 없이 예쁘고 멋진 사람들을 좋아하고 또한 그렇게 되고 싶어 한다. 예뻐지기 위해서라면 그 어떤 위험과 고통도 감내해야 할까? 다행히 그럴 필요가 없다. 위험을 무릅쓸 필요도 없고, 죽을 것 같은 고통을 참아야 하는 일도 아니다. 그저 치과의 문을 두드리기만 하면 된다.

07

치아교정의 목적은 치아건강이다

치아교정을 단순히 예뻐지기 위한 성형수술 정도로 생각하는 사람들이 많다. 물론 치열을 바르게 하는 것은 아름다운 미소의 필수적인 조건이다. 하지만 치아교정의 목적은 그것이 전부가 아니다. 치아교정의 가장 기본적이고 중요한 목적은 바로 치아건강이다. 치아교정으로 오히려 치아건강이 악화되었다면 그 치료는 무의미한 것이며 실패한 것이라고 볼 수 있다. 치아교정은 건강한 치아를 오랫동안 간직하기 위한 치료이기 때문이다.

치아교정을 통해 거둘 수 있는 두 번째 효과는 씹는 기능이 개선된다는 점이다. 어금니는 어금니대로, 앞니는 앞니대로 각각이 가진 고유한 역할이 있다. 그런데 치열이 고르지 않고 맞물림이 조화롭지 못하면, 치아는 자신의 역할을 제대로 해내지 못한다. 그 결과 치아의 수명도 줄어

아래 질문에 예 혹은 아니오로 답해보자.   예   아니오

1. 자연스럽게 입을 다물 수 없다.

2. 실을 이용해서 미간-코끝 가운데-윗입술 가운데-턱 끝 가운데를 연결하고 살짝 "이~" 하고 입을 벌렸을 때 윗니, 아랫니의 정중선이 일치하지 않는다. 위, 아래 치아의 중심이 삐뚤어져 있는 경우다.

3. 치아의 개수는 위, 아래 중심선을 기준으로 좌, 우 7개씩 총 28개이다. 사랑니가 모두 났다면 32개다. 그런데 나는 정상치아의 개수보다 모자라거나 많다.

4. 옆모습에서 코끝과 턱 끝을 연결한 직선과 위아래 입술 사이의 수평거리가 2~3mm보다 크거나 적다.

5. 치아 사이에 벌어진 틈이 있다.

6. 앞니가 튀어나와 있다.

7. 치아의 배열이 가지런하지 않고 삐뚤삐뚤하다.

8. 어금니를 맞물었을 때 윗니가 아랫니를 2mm 이상 깊게 덮고 있다.

9. 어금니를 맞물었을 때 윗니와 아래 앞니가 제대로 맞물리지 않고 열린 상태이다.

10. 아래턱이 앞으로 나와 있는 주걱턱이거나, 반대로 안으로 들어가 있는 무턱이다.

'예'라고 대답한 항목이 1개 이상이면 치과를 찾아가 검사를 받아보는 것이 좋다.

들고 씹는 기능을 제대로 하지 못해 턱관절이나 척추 등 몸 전체의 균형과 건강에도 좋지 않은 영향을 주게 된다.

그리고 치열이 고르지 않으면 아무리 양치질을 열심히 한다 해도 잇몸질환과 충치가 생기기 쉽다. 치아교정은 보통 성장기에 하는 것으로 알고 있지만, 최근에는 사회생활을 하고 있는 성인들도 많이 한다. 또 임신과 출산 이후에 여성들에게 나타나는 치아문제, 즉 앞니가 벌어지거나 겹쳐지는 문제를 바로 잡기 위한 치아교정까지 광범위하게 이루어지고 있다.

나에게는 어떤 교정이 가장 잘 맞을까?

치아교정은 크게 두 가지로 나눌 수 있다. 교정장치를 치아에 붙이는 것과 붙이지 않는 것이다. 붙이는 것은 안으로 붙이는 것과 밖으로 붙이는 것으로 다시 나눌 수 있다. 우리가 흔히 알고 있는 치아교정은 치아표면에 교정장치를 붙이고 그 위에 철사를 끼우는 것인데(교정치료를 받는 환자들은 흔히 '철길을 깐다'고 표현한다), 이것이 붙이는 것에 해당된다. 또한 끼웠다 뺄 수 있는 투명교정 등은 붙이지 않는 교정으로 분류한다.

붙이는 것	붙이지 않는 것
안으로 붙이는 것(설측교정)	투명교정 등
밖으로 붙이는 것(순측교정)	

● **치아교정의 종류**

어디에 붙이는지를 기준으로 한다면, 치아 앞면인지 뒷면인지로 나눌 수도 있다. 또 다른 분류법으로는 교정장치를 만든 재료가 메탈인지 플라스틱인지 혹은 세라믹인지를 구별하는 것이다. 교정장치에 와이어를 위치시키고 고정하는 방법이 '자가결찰'인지, '수동결찰'인지에 따라서도 분류할 수 있다. 그리고 교정장치가 기성 제품으로 상품화된 것인지, 아니면 환자 개개인의 치아형태에 따라 맞춤형으로 제작하는 것인지에 따라서도 분류된다. 이처럼 다양한 기준, 다양한 방법으로 교정장치를 분류할 수 있기 때문에 자신에게 가장 잘 맞는 최적의 교정장치를 환자 스스로 찾으려고 하는 것은 다소 무리가 있다.

소재에 따라 분류한 각각의 교정장치가 가진 대표적인 장단점과 특징은 다음과 같다.

메탈 : 관리가 용이하고 튼튼해서 오래 쓸 수 있다

장점은 음식물이 잘 달라붙지 않아 교정치료를 하는 동안 위생관리가 용이하고, 충치가 발생할 위험이 조금 더 적다는 것이다. 강도가 높아 오랜 시간 동안 교정치료를 지속해야 할 경우에도 장치가 마모되거나 파절될 위험이 적다. 수동결찰과 자가결찰 방식이 모두 가능하다. 심미적인 부분을 크게 신경 쓰지 않는 학생들의 경우라면 메탈장치가 적합하다. 같은 기능을 가진 다른 소재의 교정장치들에 비해 가격이 저렴하다고 알려져 있지만, 자가결찰 방식의 경우에는 반드시 그렇지만은 않다. 단점은, 치아표면에 붙일 경우 장치가 치아와 확연히 구별되어 보이기 때문에 그다지 아름답지는 않다.

레진(플라스틱) : 치아색과 비슷해서 멀리서 보면 별로 두드러져 보이지 않는다

레진은 색깔이 투명하거나 치아색과 비슷하기 때문에 멀리서 보면 치아와 잘 구별되지 않는다. 그런 점은 메탈장치보다 심미성이 높다고 할 수 있다. 하지만 교정장치를 완전히 숨길 수는 없기 때문에 가까이에서 보면 장치가 보인다. 교정장치를 숨기고 싶은 경우라면 치아 뒷면에 붙이는 설측교정장치를 선택하는 것이 좋다. 레진의 단점은, 교정치료 기간이 길어지면 장치가 마모되거나 변색되어 새로 붙여야 하는 경우도 있다는 점이다. 하지만 흔한 경우는 아니다.

세라믹 : 변색과 마모에 강하지만 제거할 때 주의해야 한다

레진과 마찬가지로 치아색과 비슷해서 치아와 잘 구별되지 않는다. 레진보다 변색이나 마모에 강하지만 경우에 따라 깨지기도 하고, 부딪치는 반대편 치아가 마모되는 경우도 있다. 요즘 나오는 제품들은 크기가 작아지면서 보기도 더 좋아지고, 맞물리는 치아를 마모시키는 일도 적어졌다. 자가결찰할 수 있도록 제작된 것들도 많이 개발되어 필요한 경우 그런 장치를 선택하면 된다. 같은 세라믹 소재라도 브랜드가 워낙 다양하고 각기 다른 특성들을 가지고 있기 때문에, 환자들이 가격 정보만 듣고 선택할 경우에는 제품의 특성을 충분히 고려하지 못하는 일도 있다. 그래서 가격비교와 함께 제품의 특성에 대해 의사에게 꼼꼼히 물어보고 선택하는 것이 좋다.

단점이라면, 세라믹은 탄성이 부족하기 때문에 치료과정에서 교정장치의 일부가 깨져 나가는 경우가 간혹 발생할 수 있다. 치료 후 장치를 제거하는 과정에서 치아에 균열이 나타나는 것도 단점으로 제기되곤 한다. 최근에는 이러한 단점을 보완하여 치아에 균열을 유발하지 않고 장치를 제거할 수 있도록 고안된 기구들이 많이 소개되었지만, 여전히 세심한 주의를 기울여야 하는 부분이다.

교정장치를 선택할 때는 자신이 원하는 바가 무엇인지를 잘 생각해보아야 한다. 또한 학업이나 직업, 진로 선택에 관해 앞으로의 계획, 예를 들어 군 입대, 결혼, 유학, 취업 등도 고려해야 한다. 치료기간이 수개월 이상 길어질 수 있으므로 일상생활에서 치료로 인한 변화를 수용할 수 있는지도 따져봐야 한다. 그런 점들을 세심하게 반영해야만 자신에게 가장 잘 맞는 치료방법을 결정할 수 있다.

청소년의 경우에는 부정교합의 문제를 주로 고려해야 하지만, 성인의 경우에는 그 외에도 고려해야 할 점들이 많다. 간혹 해외유학을 앞두었거나 잦은 장기출장으로 정기적인 병원 방문이 어려운 경우 혹은 군 입대를 계획하고 있는 경우에도 그러한 일정을 충분히 고려해야 한다. 그래야만 전체적인 치료기간을 최적화할 수 있고, 시간낭비 없이 효율적으로 치료를 진행할 수 있다.

또 직업상 대인관계가 매우 중요하거나 사람을 많이 만나야 하는 사람, 방송이나 강연 등 대중 앞에 자주 모습을 드러내야 하는 사람은, 그런 점도 고려해야 한다. 직업적 특징에 따라서도 장치의 종류와 교정치료의 방법은 달라질 수 있다. 그래서 필자는 여러 가지 요인과 변수에 따라 2~3가지 정도의 교정치료법을 추천하는 편이다.

그런 의미에서 교정치료를 시작하기 전에 의사와 충분히 상담하는 과정은 매우 중요하다. 자신이 원하는 것이 무엇인지에 따라서 교정방법과 기간이 달라지고, 여러 방법을 적용시킬 수 있기 때문이다. 과거에는 교정을 할 때 긴 시간 동안 교정장치를 끼우고 있어야 한다는 부담감과 치료 자체가 많이 아프고 불편하지 않을까 하는 두려움이 컸다. 하지만 지금은 의학의 발전으로 그러한 부담감이 많이 줄어들었다. 교정기간은 과거에 비해 훨씬 짧아졌지만 오히려 더 정확하고 탁월한 효과를 볼 수 있게 되었기 때문이다. 의료기술의 발전과 첨단장비의 개발로 짧은 시간 내에 효율적으로 치아를 움직이고, 치아뿌리가 짧아지거나 치아표면이 손상되는 문제를 예방할 수 있게 되었다.

하지만 선천적으로 치아표면이 약하고 흠집이 잘 생기는 경우라면 오히려 치아 안쪽에 장치를 붙이는 설측교정을 선택하는 것도 좋다. 침이 가진 자정작용 덕분에 치아표면이 세균막으로 인해 산성화되는 문제를 해결해준다. 또한 치아 안쪽에 붙이면 교장장치를 제거한 후 약간의 얼룩이 남더라도 밖으로 보이지 않으므로 치아표면에 붙이는 것보다 나을 수 있다.

의학자들은 환자들이 원하는 것에 대해 끊임없이 고민하고 연구해왔다. 지금 독자 여러분이 책을 읽고 있는 이 순간에도, 의학자들은 어떻게 하면 환자들이 좀 더 편안하고 아프지 않게 원하는 치료를 받을 수 있을지 고민한다. 덕분에 의료기술은 그에 따라 점점 더 편리하고 효율적인 쪽으로 발전하고 있다.

08

부정교합,
그냥 놔두면 큰일 난다

거울에 비친 자신의 모습을 볼 때, 치열이 고르고 가지런하면 치아교정이 필요 없다고 생각하기 쉽다. 그러나 아무리 치열이 가지런하고 예뻐도 위아래 치아의 맞물림 상태, 즉 교합이 좋지 않으면 기능적인 문제를 동반하므로 반드시 교정치료가 필요하다.

교합이란, 치아의 윗니와 아랫니가 맞물리는 관계를 말한다. 우리는 음식을 씹어 먹고 말을 하기 위해서 치아를 사용하는데, 이때 윗니와 아랫니가 적절한 관계로 물리는 것이 중요하다. 이때 좋은 교합이란, 앞니에서부터 어금니까지 치아배열이 가지런하면서 위와 아래의 치아들이 올바르게 기능하고, 위의 앞니가 아래 앞니를 조금 덮을 정도로 나와 있어야 한다. 위아래 치아들이 정상적으로 잘 맞고, 치아배열까지 가지런해야 이상적이라고 볼 수 있는 것이다.

그런데 위아래 치아를 맞물었을 때 어금니가 물리고 있는데도 앞니가 물리지 않고 떠 있는 경우가 있다(개방교합). 또 반대로 위 앞니가 아래 앞니를 너무 많이 덮어 과도하게 맞물리는 경우도 있다(과개교합). 이 두 가지 모두 그냥 지나치기 쉽지만 많은 문제를 불러일으키는 대표적인 부정교합이다. 이렇게 윗니와 아랫니의 교합이 적절하게 이루어지지 못하면 심미적으로도 보기 좋지 않으며 기능적으로도 큰 문제가 발생할 수 있기 때문에 반드시 치료해야 한다.

앞니로 음식을 끊어먹지 못한다면 당신은 개방교합

30대 초반의 S는 앞니가 제대로 맞물리지 못하고 위아래 치아가 서로 닿지 않는 상태였다. 특히 위아래 앞니가 잘 맞지 않아 국수나 냉면 같은 것을 먹을 때 앞니로 제대로 끊어 먹지 못했다. 또한 발음도 비교적 정확하지 못한 것 같았다. 사실 S의 치아는 희고 가지런했고, 치아관리를 잘해서 썩은 이도 없었다. 그러나 치과에 가서 검사를 받아본 결과 개방교합이라는 진단을 받았다.

S처럼 치열이 가지런하고 예쁜데, 음식을 앞니로 끊어 먹지 못하는 사람들이 있다. 이들은 면을 먹을 때 혀를 내밀어서 혀와 윗니로 끊거나, 면을 옆으로 보내 송곳니나 어금니로 끊는다. 물론 발음할 때도 앞니가 맞물려야 하는 발음의 경우는 혀가 개입하거나 발음이 부정확해진다.

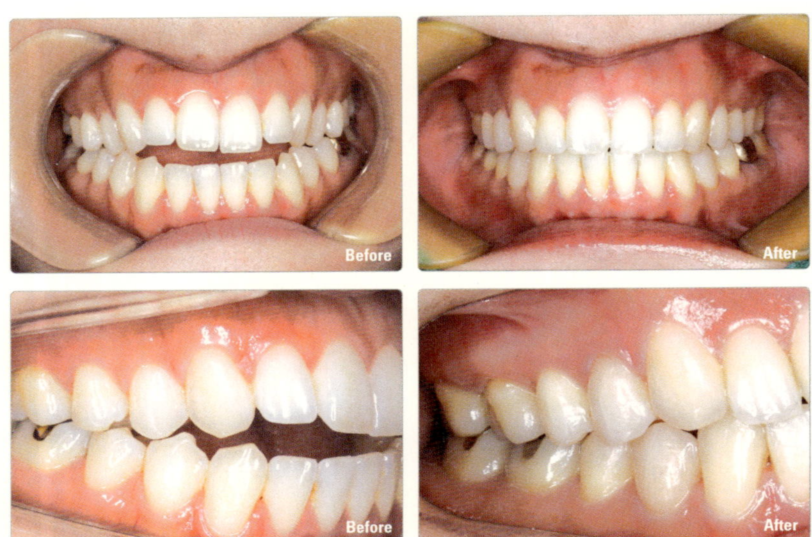

● 제대로 맞물리지 않았던 부정교합이 교정 후 정상교합으로 바뀌었다. 상단 앞모습, 하단 옆모습

이렇게 위아래 치아를 맞물었을 때 어금니가 물리고 있어도 앞니가 물리지 않고 떠 있는 상태가 개방교합이다.

위아래 앞니 사이의 정상적인 교합은 윗니가 아랫니를 1~2mm 정도 덮어야 하고, 앞니의 절단면끼리 닿았을 때는 어금니가 서로 닿지 않아야 한다. 하지만 개방교합은 S처럼 비정상적으로 앞니가 닿지 않는다. 이러한 개방교합을 방치할 경우 일단 앞니가 정상적인 절단기능을 하지 못하기 때문에 음식을 먹을 때 불편하다.

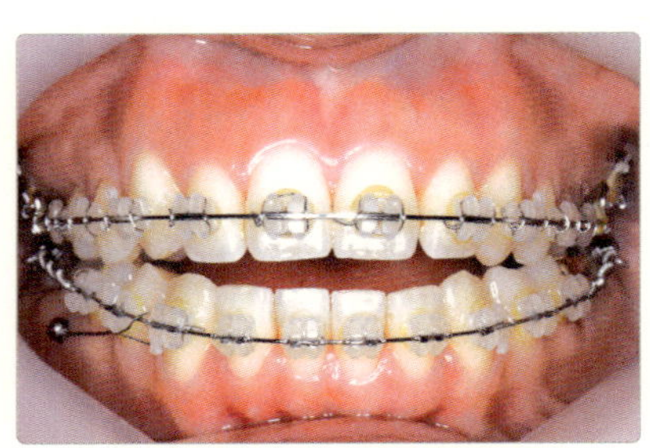

● 순측교정으로 개방교합을 치료하고 있다.

또한 음식을 삼킬 때도 정상적인 교합상태에서는 앞니가 서로 닿으며 앞쪽에서 막아주며 넘겨야 하는데, 앞니가 닿지 않으므로 혀로 앞니 사이의 벌어진 공간을 막아줘야 한다. 이러한 혀의 작용으로 앞니가 더욱 앞으로 돌출하고, 따라서 개방교합은 더욱 심해진다. 시간이 갈수록 혀의 힘은 더 강해지므로 개방교합이 더욱더 심해지는 악순환이 반복된다. 뿐만 아니라 치아끼리 닿는 '슷', '틋', '츳'과 같은 치찰음을 발음할 수 없으므로 정확한 발음에도 문제가 생긴다.

입이 항상 벌어져 있으면 입으로 숨을 쉬기 때문에 입안이 자주 마르고 입 냄새가 심한 경우도 있다. 그리고 어금니가 솟아 있어 씹는 면에 비정상적인 마모가 생기기 쉽다. 이런 여러 가지 문제를 오래 방치하면 턱관절에 이상이 생길 수도 있으므로 가급적 빠른 시일 내에 바로잡아주는 것이 좋다. 앞에서 말한 S의 경우, 교정장치는 심미적인 부분에 대한 필요성이 덜했기 때문에 순측 세라믹 교정장치와 미니스크류를 이용했다. 14개월 정도의 치료를 마치자, S는 정상적인 발음과 앞니의 절단 기능을 회복했고, 심미적인 부분에서도 만족할 만한 변화를 보여주었다.

개방교합, 원인을 알아야
제대로 치료할 수 있다

개방교합이 생기는 원인은 다양하다. 우선 유전적인 원인에 의해 얼굴이 불균형하게 성장하는 경우, 얼굴의 길이가 길어지며 개방교합이 발생하고, 치아의 문제로 개방교합이 생기기도 한다. 또 앞에서 말한 것처럼 손가락을 빨거나 혀 내미는 습관 때문에 생기는 경우도 있다. 간혹 알레르기나 편도염, 비염 등의 이비인후과 질환이 있는 경우에도 개방교합이 생길 수 있다.

원인에 따라 치료방법이 다르기 때문에, 정확한 원인을 파악하고 분석한 후에 치료법을 결정해야 한다. 나쁜 습관으로 인해 개방교합이 발생한 경우에는 치과치료과 함께 나쁜 습관을 고치는 것이 매우 중요하다. 또 코가 잘 막히고 편도가 자주 붓는 것이 원인이라면, 이비인후과 치료를 반드시 병행해야만 재발을 막을 수 있다. 개방교합의 정도가 심하지 않다면, 치아교정만으로도 치료가 가능하지만 정도가 심하다면 외과적 수술을 동반한 교정치료를 통해 개선할 수 있다.

50대 중반의 전문직 여성 K는 언제부터인가 말할 때마다 목소리에 바람소리 같은 것이 함께 섞여 나왔고, 주위 사람들이 그녀에게 발음이 부정확해진 것 같다는 얘기를 하기도 했다. 게다가 입안이 자주 건조해질 뿐만 아니라 그로 인해 입 냄새가 심해진 것을 느꼈다. 입이 약간 돌출되어 있었지만, 외모에 큰 관심이 없고 털털한 성격이라 별로 신경 쓰지 않고 잘 살아왔는데, 대화할 때 발음이 부정확하다는 느낌이 들기 시작하니 왠지 자신감이 없어지고 주눅이 들었다. 더 이상은 방치할 수 없다고 생각한 K는 병원을 찾았다.

진단을 해보니 그녀는 3mm 정도로 개방교합이 큰 편이었고, 입을 다물고 있어도 완전히 닫히지 않아서 늘 입을 벌리고 있는 사람처럼 보였

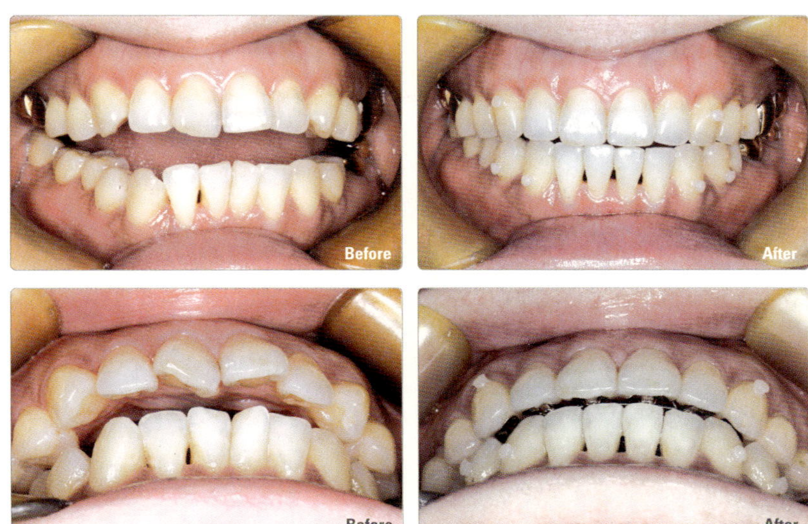

● 제대로 맞물리지 않았던 치아들이 설측교정 10개월 경과 후 가지런히 맞춰졌다. 상단 앞모습, 하단 아래에서 본 모습

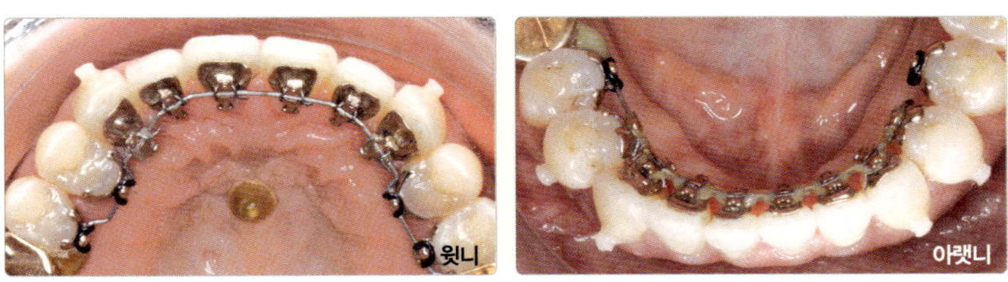

● 맞춤형 설측교정장치를 치아 안쪽 면에 부착했다.

다. 그러다 보니 약간 멍하고 둔해 보이기까지 해서 평소 그녀의 지적인 이미지가 실추될 정도였다. K는 사회활동이 활발한 편이어서 교정장치가 밖으로 보이지 않고, 발음에도 지장을 주지 않는 맞춤형 설측교정장치를 선택했다. 맞춤형 설측장치와 미니스크류를 이용해서 교정치료를 했고, 위의 사진에서 보이는 바와 같이 매우 성공적으로 개선되었다.

과개교합은 아시아인들에게 많은 편으로, 개방교합과 반대라고 생각하면 쉽다. 밥을 먹을 때처럼 어금니를 꽉 물었을 때 위의 치아가 아래 치아를 2/3 이상 덮는 경우, 아래 치아가 드러나는 부분이 너무 작은 경우를 과개교합이라고 할 수 있다.

과개교합이 생기는 원인은 다양하다. 입술과 턱의 근육이 지나치게 발달한 경우나 씹는 근육이 강한 경우, 마른 오징어 같은 질긴 음식을 오랫동안 먹어온 습관을 가진 경우에 발생할 수 있다. 또한 이를 자주 악무는 습관이 있거나, 이갈이가 심한 경우에도 발생할 수 있다. 유전적인 이유로 태어날 때부터 골격의 형태가 조화롭지 못해서 생기기도 한다.

과개교합을 보이는 사람들은 대개 얼굴의 균형과 조화가 맞지 않은 경우가 많다. 특히 코에서 아래턱 끝까지의 길이가 짧은 경우가 많고, 아랫입술이 나와 보이거나 사각턱이 발달한 경우가 많다. 일반적으로 자신이 과개교합인 줄 모르고 사는 경우가 많은데, 과개교합이면 위아래 치아가 깊숙하게 물리면서 외관상 보기가 좋지 않다. 뿐만 아니라 아래 치아가 위 치아에 물려 자유롭게 움직이지 못하는 증상이 심해지면, 악관절증으로 인해 통증이 생기기도 하고, 얼굴 모양이 사각형으로 변하게 된다. 또한 이런 경우에는 위 앞니가 앞으로 뻐드러져 나이가 들수록 윗입술이 점점 더 튀어나오고, 아래 앞니의 씹는 면이 과도하게 마모

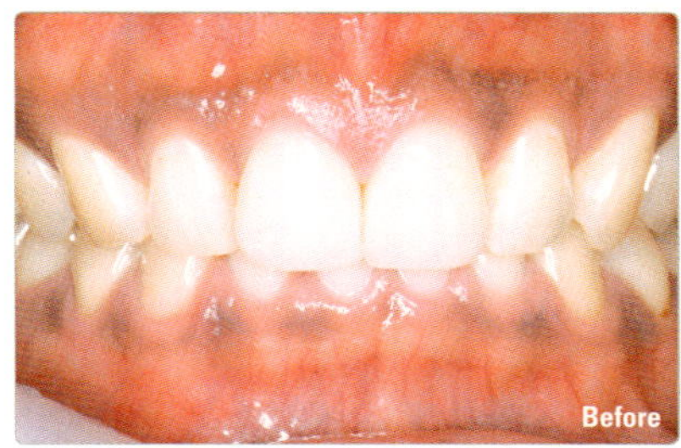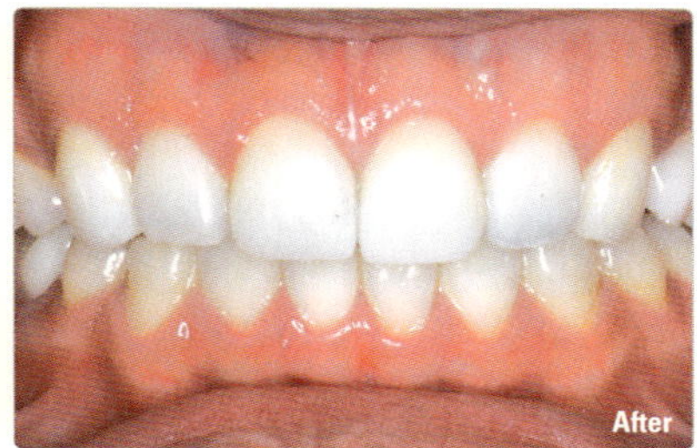

● 과개교합을 치료하자 맞물림이 개선되고 아래 치아가 더 많이 드러난다.

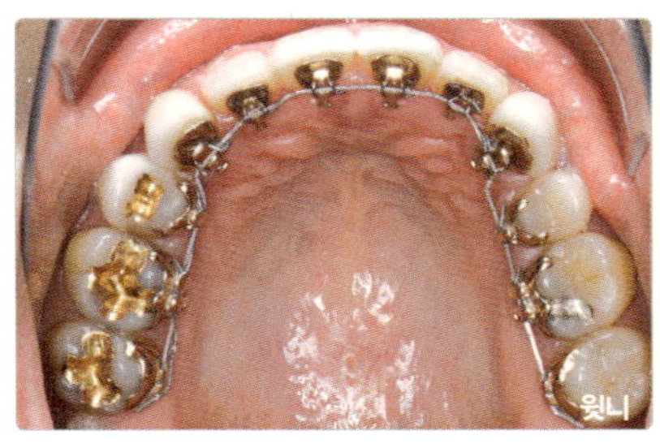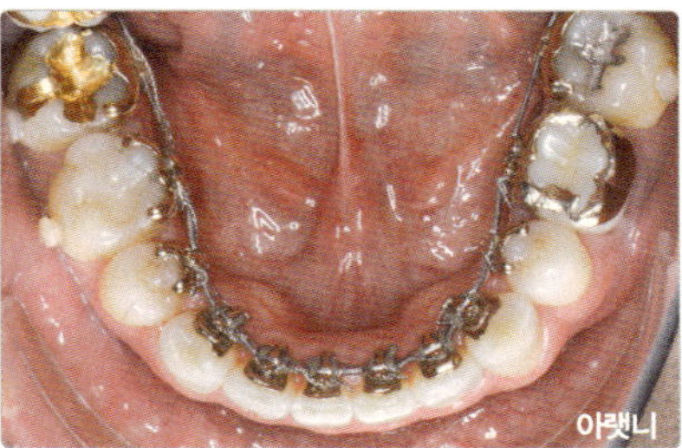

● 맞춤형 설측교정장치를 치아 안쪽 면에 부착했다.

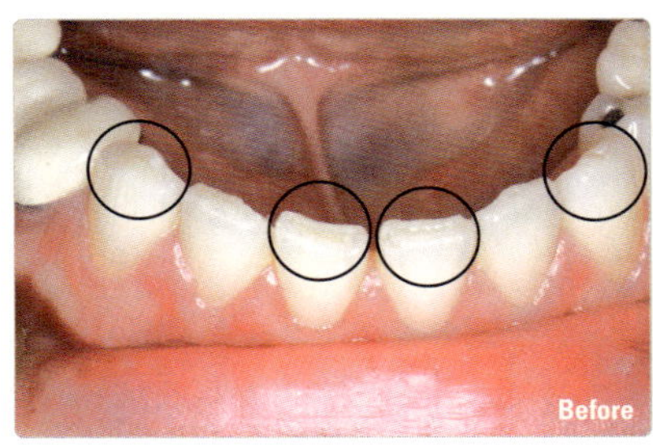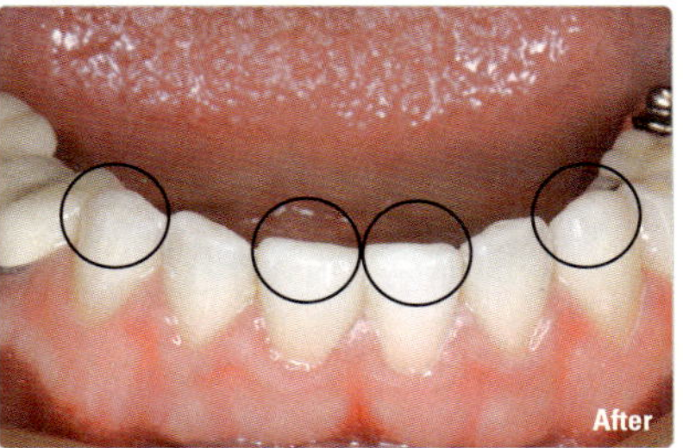

● 과개교합으로 인해 마모된 아래 앞니를 치료했다.

되고 균열을 보인다. 어금니의 맞물림이 과도해지기도 하는데, 이런 경우 어금니의 치아마모와 균열을 일으키게 된다. 때문에 반드시 교정치료가 필요하다.

다행히 과개교합은 치아교정으로 개선할 수 있다. 심하지 않은 경우

에는 다양한 치아교정 방법이 동원될 수 있으며, 겉으로 드러나지 않는
설측교정을 통해서도 효율적으로 치료할 수 있다. 교정치료를 통해 위
아래 맞물림의 힘이 적절히 분산되고 균형을 회복했다. 물론 과개교합
도 개선되고 돌출되었던 위, 아랫입술도 안으로 들어가면서 사각턱도
어느 정도 개선되어 얼굴이 갸름해 보이는 효과까지 얻을 수 있다. 이러
한 변화는 나이가 들어감에 따라 나타날 수 있는 치아균열과 마모, 얼굴
형의 부정적인 변화를 미리 막고 조절할 수 있다.

30대 초반의 아나운서는 J는 TV 화면 속의 자신의 모습을 보고 입이
튀어나왔다는 것을 발견했다. 좀 더 단정하고 지적인 모습으로 변화되
길 바라는 마음으로 병원을 찾았다. 아나운서로 계속 활동을 하고 있었
기 때문에 장치가 겉으로 드러나지 않는 방법을 우선적으로 선택했다.
완벽하게 정상적인 발음을 하기는 어려워 1년 정도만 학업을 병행하면
서 방송을 최대한 줄이는 쪽으로 결정했는데, 1년 후에는 본 업무인 방
송에 복귀해야만 했다. 다행히 1년 정도 지나자 교정치료가 완성되고 있
어서 방송 복귀를 앞두고 서둘러 교정을 마무리했다. 그런데 2~3년 후
에 완전히 마무리되지 않은 맞물림에 문제가 생겼다. 게다가 수면장애
와 함께 나타난 이갈이 습관으로 인해 급격한 맞물림의 변화가 나타났
다. 결국 재교정이 필요하다고 판단했다.
마침 이 시기에 우리나라에 처음 도입된 것이 인코그니토였다(인코그니
토에 대해서는 12장에서 더 자세히 설명하겠다). 우리나라에는 처음 도입되었지만,
이미 독일이나 프랑스 등지에서 먼저 활용되고 있는 새로운 교정치료술

이었기 때문에, 안전성과 치료법이 확립된 상태였다. 뿐만 아니라 겉으로 보이지 않는 장치인데다, 다른 장치에 비해 이물감이 적어 조금만 노력한다면 정확하게 발음하는 것이 가능할 것 같았다. 여러 가지 치료사례에 대한 검토와 고심 끝에 J와 나는 인코그니토 치료를 결정했다. 치료경과와 결과는 모두 매우 만족스러웠다.

치아교정,
언제 시작하는 게 가장 좋을까?

초등학생 자녀를 둔 부모들은 대부분 아이의 치아교정을 언제 시작해야 좋을지 고민한다. 옆집 아이는 치과에 갔더니 시기가 너무 늦었다고 했고, 앞집 아이는 다 크고 나서 오라고 했다니 점점 더 헷갈린다. 이처럼 교정을 시작하기에 알맞은 시기는 사람마다 다르다. 그 이유는 얼굴형이나 치열이 비슷하다 하더라도 사람마다 치아와 턱뼈의 관계가 다르기 때문이다. 그래서 환자를 직접 진단하지 않고 선뜻 답을 하기는 어려운 문제다.

교정치료는 크게 3가지로 나누어진다. 위턱과 아래턱의 성장 부조화를 조절하는 성장조절치료와 고르지 않은 치아를 바르게 하는 치열교정, 그리고 수술교정이다. 치열교정은 어느 연령에서나 가능한 반면, 성장조절치료는 턱의 성장이 끝나기 전에, 즉 골격이 성장하고 있는 중에만 가능하기 때문에 시기가 상당히 중요하고 청소년기가 지나면 할 수 없는 경우가 많다. 그리고 수술교정은 턱과 얼굴의 성장이 끝난 성인시기에 하는 것이 좋다.

그렇다면 성장조절치료는 어떤 사람이 받아야 할까? 보통 주걱턱, 무턱, 좌우 비대칭의 문제를 가진 경우가 성장조절치료의 대상이다. 문제의 원인과 심각한 정도에 따라 치료시기가 달라지는데, 일반적으로 주걱턱은 발견되는 즉시 치료하는 것이 원칙이다. 하지만 나이가 너무 어린 경우에는 치료에 잘 따라오지 못하는 경우도 있어서 시기를 조금 늦추기도 한다. 반면 좌우 비대칭인 턱이나 무턱은 턱이 가장 많이 성장하는 시기에 치료해야 치료효과가 극대화되므로 시기를 놓치지 말고 진행하는 것이 좋다.

주걱턱이나 비대칭 턱을 보이는 아이들 중에는 종종 원인이 턱뼈에 있지 않은 경우가 있다. 턱뼈의 문제가 아니라 치아의 위치가 잘못되어서 턱 모양에 이상이 생기는 것이다. 그래서 원인을 정확히 진단하는 것이 상당히 중요하다.

위아래의 치아 1~2개가 서로 부딪치면서 턱의 위치를 앞이나 옆으로 밀어낼 수 있다. 이런 아이들은 아래턱이 과도하게 자라지도 않았고 좌우의 턱이 비대칭으로 자라지도 않았음에도 불구하고 위아래 치아들이 부딪치면서 턱을 잘못된 위치로 유도하기 때문에 주걱턱이나 비대칭 턱처럼 보이는 것이다. 이러한 경우에는 치열교정을 통하여 치료할 수 있다.

앞서 말한 것처럼 치열교정은 어느 연령에서나 가능하다. 최근 증가하는 성인교정의 트렌드는 30~40대를 넘어, 60~70대에도 치열교정을 통해 올바른 맞물림과 아름다운 얼굴을 회복하는 추세다.

사실 청소년교정과 성인교정은 교정치료 과정이나 장치에 있어서 큰 차이점은 없다. 다만 연령에 따라 뼈의 성장 속도가 다르므로, 교정치료를 할 때 치아이동이 얼마나 빠르게 되느냐의 차이는 있다. 또한 환자가 심미적인 부분을 얼마나 중요하게 여기느냐에 대해서도 차이가 있다.

청소년기는 교정치료의 효과와 효율이 가장 좋은 시기로, 영구치가 거의 다 나온 시기인 12~13세부터 시작하는 것을 추천한다. 치아이동이 수월하기 때문에 교정속도가 빠르고 통증도 비교적 적다. 또한 원하는 방향으로 치아가 잘 움직여 교정기간도 짧은 편이다. 다만, 위턱과 아래턱에 문제가 있는 경우에는 좀 더 일찍 교정을 시작하기도 한다. 이때에는 장치를 끼웠다 뺐다 하는 장치를 사용해 턱의 올바른 성장을 유도하기도 한다.

성인교정에는 특별히 연령제한이 없다. 사회 초년생부터 60~70대 노인까지 남녀노소 누구나 할 수 있다. 사회생활을 하기 때문에 아무래도 청소년들보다 심미적인 부분을 많이 고려하게 되고, 금속장치(메탈 브래킷)가 아닌 치아색과 비슷한 세라믹장치나 투명교정장치를 선호하는 편이다. 최근에는 전혀 보이지 않는 설측교정을 선호하기도 한다.

성인교정은 장점도 있다. 교정치료에 대한 협조가 잘 이루어지기 때문에 치료결과가 좋고, 칫솔질 등 구강 위생관리가 잘되어 충치가 발생할 확률도 낮다. 또한 치아배열이 좋아지면서 치아와 잇몸관리가 수월해지고 미소가 한층 밝아진다. 덕분에 사회생활과 대인관계가 좋아지면서 자신감을 회복하고 긍정적인 마인드로 생활하게 되는 경우도 많다. 다만, 이미 성장이 끝난 시기라 치아이동의 정도와 속도가 청소년기 아이들보다 느리거나 치료에 따르는 불편감도 크게 나타날 수 있다. 하지만 통증과 불편함을 느끼는 정도는 사람마다 차이가 있기 때문에 단정적으로 이야기할 수는 없다. 필자가 만난 성인 환자들 중에서도 똑같은 교정을 받는데 어떤 사람은 너무너무 아프다고 호소하고, 또 다른 사람은 전혀 아프지 않다고 말하기 때문이다.

09

건강하고 튼튼한
치아를 위한 순측교정

● ● ●

　　　가장 일반적이고 많이 알려진 교정치료 방식은, 바로 순측교정이다. 순측교정은 치아 밖으로 교정장치를 붙이는 방식이다. 혀가 닿는 부분에 교정장치가 있는 것이 아니기 때문에 입안의 이물감이 덜하다는 장점이 있다. 하지만 교정장치가 입술이나 뺨 안쪽과 마찰하기 때문에 입술 안쪽과 뺨 안쪽 점막에 상처가 날 수 있고, 구내염이 생길 수도 있다. 또 돌출된 입과 덧니를 가진 경우라면, 어느 정도 교정이 진행될 때까지 입이 더 튀어나와 보이는 단점이 있다. 하지만 입안으로 붙이는 설측교정에 비해 가격 면에서 경제적이다. 순측교정은 재료에 따라 4가지로 나눌 수 있는데, 메탈교정, 레진교정, 세라믹교정, 자가결찰교정(일명 똑딱이교정)이 있다.

메탈교정 : 비용은 저렴하지만 보기 좋지는 않다

순측교정에서 가장 기본이 되는 방법으로 금속 브래킷을 사용한다. 우리가 흔히 '치아교정'이라고 하면 떠올리는 바로 그 장치가 메탈교정이다. 비용이 가장 저렴하다는 장점이 있지만 메탈

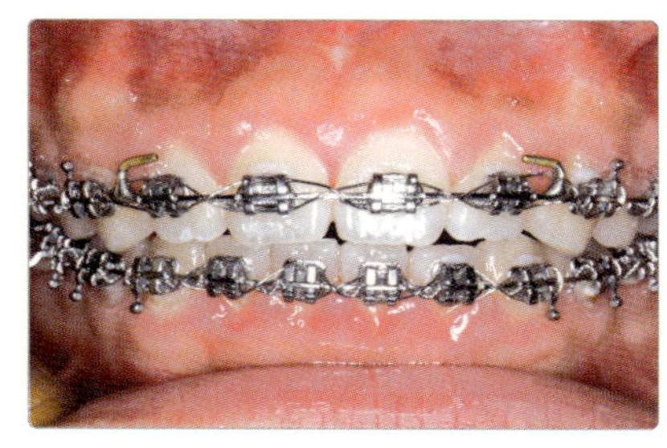

● 메탈교정

로 만들어졌기 때문에, 남들의 눈에 잘 띄어 심미적인 측면에서 좋지는 않다.

레진교정 : 치아색과 비슷하지만 누렇게 변할 수도 있다

플라스틱 재료인 레진으로 만들어진 교정장치를 쓰는 방식이다. 투명한 플라스틱 재질의 교정장치이기 때문에 치아색과 비슷하다. 덕분에 메탈교정에 비해 장치가 눈에 두드러지게 보이지는

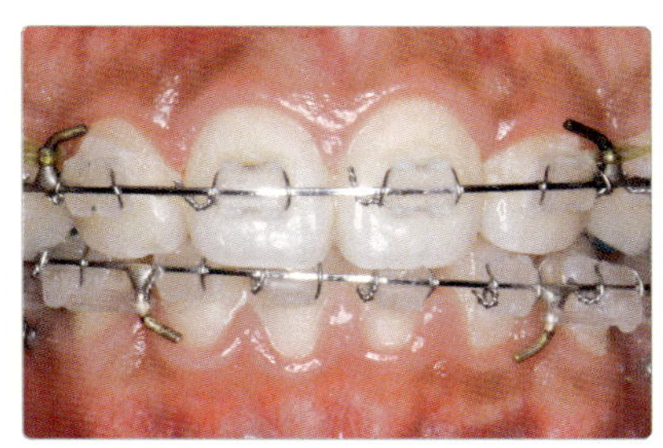

● 레진교정

않지만, 레진은 치료기간이 길어지면 누렇게 변할 가능성이 있다. 특히 흡연을 많이 하거나, 와인처럼 레진을 변색시키는 기호식품을 너무 자주 섭취할 경우에 더욱 그렇다.

세라믹교정은 도자기의 일종인 세라믹으로 만들어진 교정장치를 사용한다. 치아색과 가장 비슷하여 눈에 잘 띄지 않으며 레진보다 강도가 높고, 탄성은 적으며, 변색의 가능성이 적다. 예전에는 장치가 다소 두꺼운 편이었지만 최근에는 더 얇아진 제품들도 하나둘 소개되고 있다. 또한 탄성이 좋은 금속 덮개나 클립형태의 부가적인 기능구성을 더해서 자가결찰방식으로도 사용할 수 있도록 개선되고 있다. 이러한 자가결찰 세라믹교정장치는 데이몬 사의 데이몬 클리어Damon Clear와 3M 사의 SL-C Self Ligation-Clarity, 옹코 사의 클리피-CClippy-C 등이 있다.

이 가운데 3M의 SL-C는 최근 출시된 제품이다. 자가결찰방식으로 작아진 세라믹 장치의 양옆에 특수형태의 열고 닫는 개폐식 클립이 있어 자가결찰의 기능을 담당한다. 금속의 노출이 비교적 적고, 음식 찌꺼기가 달라붙는 단점을 줄여 위생적으로 관리할 수 있다. 또한 자가결찰을 할 때 열고 닫는 고유의 기구도 함께 제공된다. 1~2개월에 한 번씩 병원에 내원해서 와이어를 교체하는데, 이때 치료시간이 비교적 짧다는 장점도 있다. 출장을 가야 하거나, 바쁜 업무 때문에 정기적으로 치과에 갈 수 없는 비즈니스맨들에게 적합하고, 치아표면이 약하거나 충치가 잘 생기는 치아를 가진 사람, 치태관리를 꼼꼼하게 하지 못하는 청소년들에게도 추천할 만하다. 자가결찰과 세라믹을 결

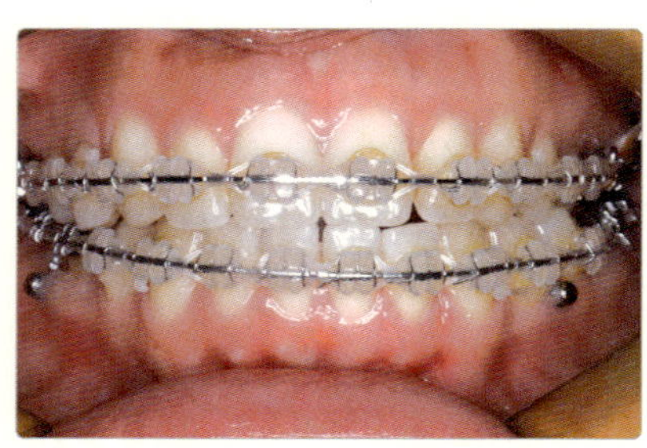

● 세라믹교정

합한 방식이기는 해도, 각 장치마다 특성과 장단점이 달라 환자의 상태와 의사의 선호도에 따라 장치 선택은 달라질 수 있다.

자가결찰장치 교정 : 마찰력을 줄이면서 시간도 줄였다

일명 똑딱이교정이다. 브래킷에 여닫을 수 있는 뚜껑이나 클립이 있어서 와이어와 브래킷을 고정하는 결찰도구(철사, O링) 없이 자가결찰이 가능한 교정장치를 사용한다. 때문에 수동결찰에 의한 마찰력을 감소시켰다는 장점이 있다. 치아배열이 심하게 틀어진 경우라도 초기에 치아를 재배열하는 데 드는 시간이 짧고, 비교적 고통이 적은 편이다.

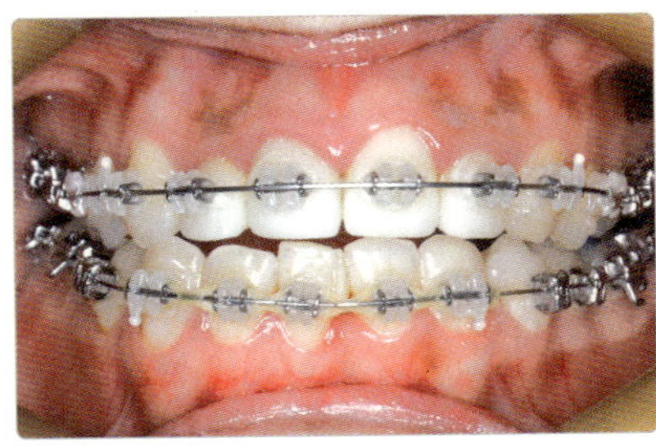

● 자가결찰장치가 부착된 교정장치

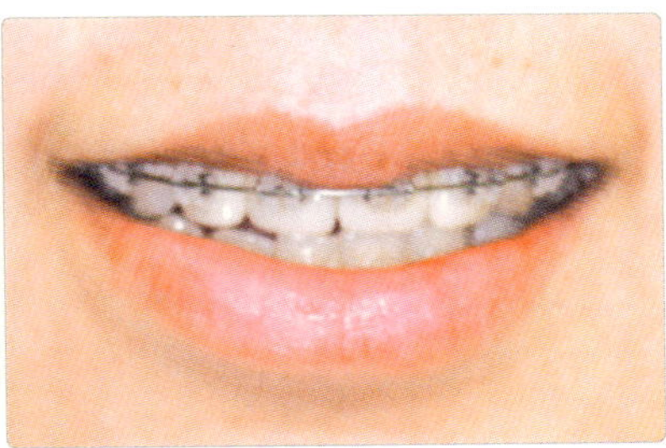

● 자가결찰장치로 교정하는 모습

치료하는 의사의 입장에서 보면, 순측교정은 치아표면에 장치를 붙이기 때문에 시술이 쉬운 편이다. 당연한 얘기지만, 장치가 밖으로 노출되어 있으므로 접근도 쉽고 붙이기도 쉽다. 따라서 치료하는 데 드는 시간도 짧고 시술도 편하다. 비교하자면, 외과수술에서 개복수술과 내시경수술에 대해 의사가 느끼는 부담감이 다른 것과 비슷한 맥락이다.

하지만 환자 입장에서는 반대다. 장치가 밖으로 보이기 때문에 일단 보기가 안 좋고, 주위 사람들이 꼭 한마디씩 물어보니 일일이 설명해야 하는 일도 생긴다. 그런 문제쯤은 별로 개의치 않는 활달한 성격이라면 몰라도, 소극적이고 남의 눈을 많이 의식하는 사람은 무척 괴로워진다. 그래서 순측교정은 외향적이고 남의 눈을 별로 의식하지 않으면서 자신 감이 넘치는 사람에게 추천하는 방법이다.

순측교정은 장치와 기구들이 보편화되어 있어서 비용적인 측면에서 분명히 더 큰 장점이 있다. 그래서 학생들이 사회에 진출하기 전에 많이 하는 편이다. 요즘은 투명한 세라믹 같은 재료들도 개발되어 쓰이고 있는데, 이것 역시 두께가 있기 때문에 교정장치를 완전히 감추지는 못한다. 또한 심미 와이어라고 해서 베이지색 와이어를 쓰기도 하지만, 시간이 지나면 음식물 찌꺼기 등에 의해 변색되어 오히려 더 지저분해 보이는 경우도 있다. 그래서 4주 이상 유지하기는 좀 어렵다. 따라서 장치를 고를 때는 의사와 충분히 상담한 후 자신에게 가장 적합한 것을 선택하도록 해야 한다.

활동적인 남학생은
메탈교정으로

성장기 학생들은 치아의 부정교합이 생기면 얼굴형이 부자연스럽게 성장하게 된다. 보통 혼합치열기에서 영구치열기로 가는 단계에서 그런 일이 발생한다. 이런 경우에는 교정을 조금 일찍 시작하는 것이 좋다.

그리고 교정기간도 비교적 긴 편이어서 튼튼하고 안전한 메탈 브래킷을 많이 선택한다. 한창 왕성하게 활동하는 남학생이라면 더더욱 견고한 메탈 브래킷이 적합하기 때문에 의사들도 추천하는 편이다. 과도한 움직임이나 심한 장난에도 장치가 떨어지지 않고 치아를 안전하게 교정해 줄 수 있기 때문에, 부모들 역시 만족도가 높다.

필자의 병원에서도 메탈 브래킷을 이용하여 교정을 하는 경우는 대부분 초등학교, 중학교, 고등학교에 다니는 10대 남학생들이다. 이런 학생들의 경우 보통 2년 정도, 경우에 따라서는 2년 이상 교정장치를 착용하게 되는 경우도 있는데, 레진이나 세라믹의 경우는 장치가 그렇게 오래 버텨주지 못한다. 레진은 마모되고 세라믹은 파절의 가능성이 높다. 그래서 다른 장치에 비해 견고하고 튼튼한 메탈 브래킷을 선택한다.

중학생인 K는 아버지처럼 멋진 셰프가 되기를 희망하는 사춘기 소년이었다. 말수가 적은 편이라 처음에는 하나하나 물어보아야 한두 마디 대답을 들을 수 있었지만, 교정치료가 거의 마무리되고 있는 지금은 많이 달라졌다. 고등학생이 되어 키도 많이 컸고, 약간 튀어나왔던 입도 세련되게 들어가서인지, 늘 멋지게 웃는 모습으로 치과에 방문한다.

K의 경우는 처음 치료를 시작할 때 골격성 돌출과 과개교합이 혼재된 양상이었다. 게다가 치아의 크기도 작은 편이어서 쉽게 발치를 결정하지 못했다. 잘못하면 치아가 안으로 쓰러지고, 미소가 더 소극적으로 보일 수 있다는 점이 우려스러웠기 때문이다.

초기에 치아배열과 과개교합이 충분히 개선되고 안정성이 확보되기까

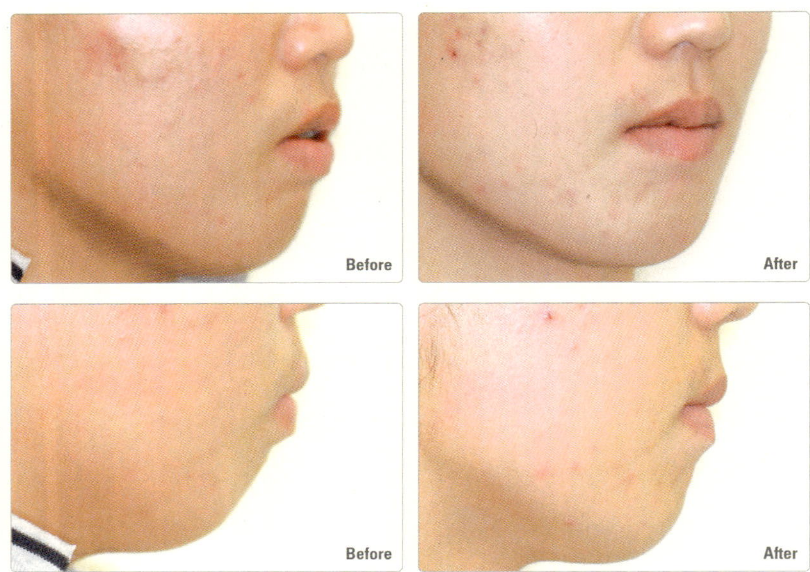

● 돌출입이 들어가면서 턱선까지 날렵해졌다. 상단은 전체적인 입매와 턱, 하단은 옆모습

지, 8개월 정도의 시간이 소요되었다. 그리고 그 시점에서 다시 한 번 얼굴의 조화와 균형을 평가한 후, 상하좌우의 작은 어금니를 1개씩 발치했다. 웃을 때 잇몸이 많이 노출되지 않는 쪽으로 교정치료의 방향을 정했다.

처음부터 치료가 어느 정도 진행된 후에 이러한 목적의 재평가를 하기로 합의했고, 그 점에 대해서 환자와 보호자에게 미리 충분히 설명했다. 게다가 K와 부모님은 필자의 말을 믿고 잘 따라주었기 때문에 발치 여부를 치료 중간에 결정하고 시행할 수 있었다. 덕분에 K는 부정교합을 완전히 개선했고 외모까지도 멋지게 바꿀 수 있었다.

외모에 예민한 여학생은
세라믹교정으로

초등학교 6학년 때 처음 만난 C는 작은 얼굴에 동그란 눈을 가진 예쁜 아이였다. 하지만 웃을 때 과도하게 드러나는 송곳니가 문제였다. 한눈에도 지나쳐 보여서, 예쁘고 귀여운 C에게는 정말 어울리지 않았다. C 스스로에게도 송곳니는 가장 큰 고민거리였다. C는 하루라도 빨리 치아교정을 하고 싶어 했고, 혼합치열기의 마지막 단계였기 때문에 바로 교정치료를 시작했다. 한창 외모에 신경을 많이 쓸 나이였기 때문에 심미적으로 신경이 덜 쓰이는 세라믹 브래킷을 이용했다.

워낙 얼굴이 작은 편이었기 때문에 치아가 배열될 수 있는 공간이 부족해 위의 작은 어금니를 발치하고 교정을 시작했다. 혼합치열기라는 시기적인 장점이 있었기 때문에, 교정을 시작한 지

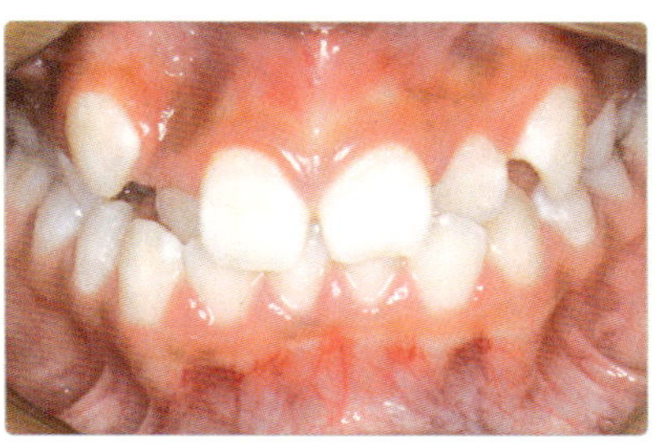

● 치료하기 전에는 송곳니가 과도하게 드러났다

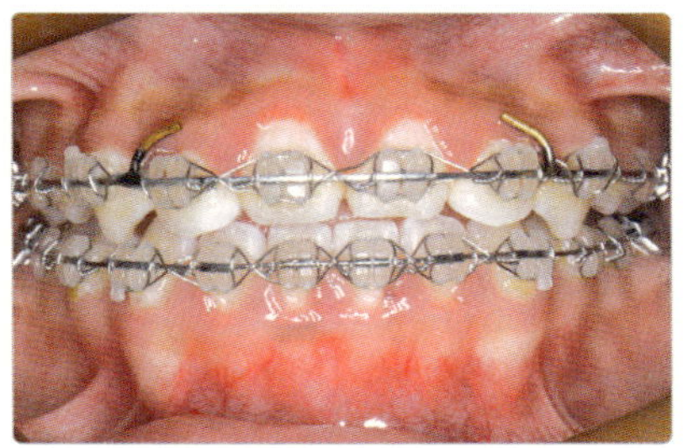

● 치료 중인 모습

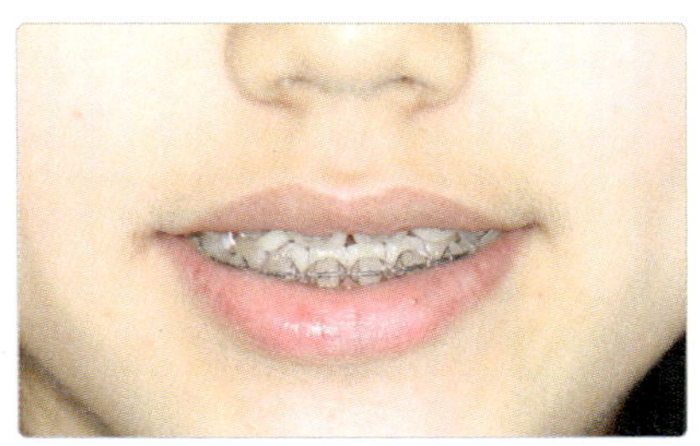

● 웃을 때 교정장치가 바깥으로 노출되는 모습

6개월이 채 지나지 않았는데도 80% 정도의 개선이 이루어졌다. 초기부터 경과가 매우 좋았다.

다들 귀엽다는 나의 덧니, 교정해야 하나?

덧니가 매력적인가 아닌가 하는 것은 시대에 따라, 관점에 따라 달라질 수 있다. 요즘은 덧니를 가진 많은 사람들이 심미적인 이유로 교정치료를 한다. 덧니가 오히려 자신의 매력 포인트라고 생각하는 사람이라면 심미적인 관점에서는 굳이 교정할 필요가 없을지도 모른다. 하지만 덧니는 심미적인 이유뿐만 아니라 치아건강과 기능적인 이유 때문에 교정

사람의 치열기는 크게 3가지로 구분할 수 있다.

1 **유치열기** : 태어나서 아래 앞니가 나오기 시작하는 시기(약 6개월)부터 만 6세 정도까지다.
2 **혼합치열기** : 만 6세부터 아래 앞니들이 빠지고 뒤쪽의 영구치 어금니가 나오면서 가장 마지막 영구치인 안쪽 어금니가 완전히 나오는 시기다. 사람마다 차이가 있지만 보통 초등학교 6학년에서 중학교 2~3학년 사이에 모든 영구치가 나온다.
3 **영구치열기** : 유치를 모두 교환하고 영구치로 구성된 치아 맞물림을 갖는 시기로 중학교 2~3학년부터 성인, 노년기를 모두 일컫는다.

치료를 하는 것이 좋다.

일단, 덧니는 치아를 제대로 관리하기가 어렵다. 치아 사이에 음식물이 끼기도 쉽고 구석구석 깨끗하게 칫솔질하기가 어려워 충치나 잇몸질환에 걸리기 쉽다. 게다가 덧니와 맞물리는 치아는 대합되는 치아와 거의 접촉하지 못하기 때문에 치아의 중요한 기능인 씹는 역할을 전혀 못하게 된다. 그리고 혹시라도 사고를 당하거나 특정 질환 때문에 치아가 상실되어 보철치료나 임플란트치료가 필요한 경우, 덧니에는 적절한 치료를 할 수 없다.

그러므로 덧니는 교정치료를 해주는 것이 치아건강과 기능적인 측면에서 매우 중요하다. 많은 사람들이 치아교정을 결정할 때 미적인 요소를 가장 중요하게 생각하지만, 그보다 더 중요한 것은 치아가 적절한 기능을 하고 있는가다. 덧니를 교정할 때는 단순히 덧니 하나만 뽑으면 끝나는 것이 아니라, 치아와 악궁의 조화를 고려하여 발치 여부를 결정해야 한다.

쉿! 아무도 모르게
혼자만 아는 비밀, 설측교정

● ● ●

　　치아이동에 필요한 교정장치를 치아 안쪽에 붙여 치료하는 교정방법을 설측교정이라 한다. 입 안쪽으로 교정장치를 붙이기 때문에 비밀교정이라는 닉네임이 붙을 정도로 주위에서는 교정치료를 하는지 모르는 경우가 많다. 말하거나 웃을 때 교정장치가 보이지 않아서 항공 승무원이나 운동선수, 아나운서, 강사, 기업인 등 항상 사람들을 대해야 하는 직업을 가진 사람들도 부담 없이 교정할 수 있다.

　　설측교정에 관해 많은 사람들이 오해하고 있는 것이 몇 가지 있다. 교정기간이 더 오래 걸린다거나, 다른 교정방법보다 더 많이 아프고 불편하다는 등의 오해다. 하지만 이는 말 그대로 오해다. 설측교정뿐만 아니라 다른 교정치료도 마찬가지지만 병원에서 알려주는 주의사항을 잘 지키지 않으면 장치가 쉽게 떨어지고, 치아이동도 잘 되지 않는다. 그러면 당연히 치료기간이 길어질 수밖에 없다. 설측교정이라서 치료가 잘 되지 않는다거나, 치아이동이 느리다거나, 교정기간이 길어지는 것은 아니라는 뜻이다.

사실 요즘 유럽 등지에서는 어린아이들에게도 맞춤형 설측교정을 많이 하는 추세라고 한다. 하지만 비용 측면에서나 관리의 용이성 측면에서 아직까지 우리나라에서는 어려움이 많다. 그래서 우리나라에서는 사회적으로 왕성한 활동을 하는 20대 후반이나 30대 초반 이상의 사람들이 상대적으로 설측교정을 더 많이 하고 있는 추세다. 교정을 하고 싶었지만 교정장치가 밖으로 보이는 게 싫어서 망설였던 사람들이 설측교정을 선택하기 때문이다.

설측교정에도 여러 가지 종류가 있는데 대표적인 맞춤형 설측교정 인코그니토 교정의 3가지 적용방법에 대해 알아보자.

인코그니토 교정:
치아 하나하나에 맞춘 100% 맞춤형 설측교정장치

인코그니토에 대해서는 12장에서 본격적으로 소개할 예정이다. 여기에서는 간단히 개요만 설명하고 넘어가겠다. 인코그니토는 치아 하나하나에 맞춘 100% 맞춤형 설측교정장치로, 브래킷이 치아의 표면과 완벽하게 일치한다. 밖으로 붙이는 장치와 비교해보면 교정장치의 크기나 두께가 작고 얇다. 뿐만 아니라 다른 설측교정장치에 비해서도 두께가 현저히 얇다. 치아에 밀착되어 있는데다, 모서리가 금합금 소재이고, 맞춤형 제작이라는 장점을 최대한 활용하여 둥글게 처리되어 있기 때문에 환자가 느끼는 입안의 이물감이 최소화되고 정확한 발음이 가능하다.

여러 설측교정 장치 중에서도 인코그니토는 최초로 환자의 치아에 맞게 맞춤형으로 주문, 제작하기 때문에 장치의 탈락률이 낮다. 와이어조차 맞춤식으로 설계해 로봇에 의해서 제작되기 때문에 설측교정의 가장 중요한 요구사항인 정확성을 높였다는 점에서 좋은 평가를 받는다.

인코그니토는 직업을 바꾸지 않는 한 일반교정장치로는 교정치료를 하기 어려웠던 방송인들에게 적용했을 때도 좋은 결과를 보이고 있다. 때문에 아나운서 치아교정이라는 닉네임을 갖게 되었다. 최근에는 사회 진출을 앞둔 예비 사회인부터 이미 왕성하게 사회활동을 하고 있는 중장년층에서도 남녀를 가리지 않고 좋은 반응을 얻고 있다.

50대 중반의 주부 Y는 입이 튀어나온 것에 대해 늘 불만을 가지고 있었다. 위와 아래 모두 앞니의 배열이 삐뚤고, 입을 다물고 있으면 기분이 안 좋은 사람처럼 보인다는 이야기도 많이 들었다. 삐뚤게 배열된 치아 때문에 웃는 모습도 예쁘지 않아서 교정을 하고 싶다는 생각을 했지만, 아들이 곧 결혼할 예정이고 모임에 참석해야 할 일도 많아서 쉽게 교정장치를 붙일 엄두를 내지 못했다. 게다가 풍치(치주염)로 잇몸도 안 좋아서 교정을 할 수 없다는 이야기를 듣기도 했다. 그래서 교정은 거의 포기한 상태였다. 그러다가 친구가 필자의 병원에서 치아교정을 하는 모습을 지켜보았고, 확실히 달라지고 예뻐진 모습을 보고 밑져야 본전이라는 심정으로 상담을 하러 왔다.

상담 결과, 그녀는 전형적인 치성 돌출이었는데, 치아의 배열이 많이 흐트러져 앞니가 대부분 이리저리 회전되어 있었다. 또한 부분적으로 어금니의 치주질환이 이미 많이 진행된 상태라 치조골 소실이 나타나 치아가 흔들리는 현상도 관찰되었다. 치료를 위해 먼저 위아래 첫 번째 작은 어금니를 발치해야 한다는 사실을 이야기했고, 교정장치로는 맞춤형 설측교정인 인코그니토를 추천했다. 이미 치주염으로 손상된 어금니는 치아교정으로 인해 더 좋아질 것도 나빠질 것도 없었다. 다만 치아교정을 위해 어금니가 고정원 역할을 해야 하는데 그 부분이 어려운 상태였기 때문에 고정원에 대한 다른 대안을 찾아야 했다. 그 외에는 치아교정을 하는 데 불가능할 이유는 없었다.

오히려 앞니의 배열과 맞물림이 매우 좋지 않아서, 치아교정을 통해 앞니의 배열과 맞물림을 반드시 개선해야만 하는 상태였다. 아름다운 얼굴을 만들 뿐 아니라 장기적으로 앞니의 수명을 연장시키고 안정시키는 데 훨씬 더 유리하기 때문에 치아교정을 하는 것이 전반적인 치아건강을 위해서 더 낫다는 판단을 했다. Y는 정말 치아교정을 할 수 있느냐며 몇 번이나 확인하고 되물었다. 다른 치과에서 교정이 불가능하다는 말을 듣고 실망했는데, 그래서인지 가능하다는 말이 피부에 와닿지 않았던 모양이다.

인코그니토는 장치 제작기간이 6주 정도 걸리지만 일단 교정장치를 붙이고 나면, 초기단계에서 치아배열이 완성되는 속도가 다른 교정장치에 비해 빠른 편이다. 책을 반쯤 펼쳐놓은 것처럼 뻐드러진 위아래 앞니의 배열이 개선되기까지는 약 3개월 정도 걸리고, 얼굴형의 변화가 느껴지는 것은 약 4~6개월 정도 후다. 교정장치를 완전히 떼는 것은 약 13~15개월이 지난 후였다.

Y의 경우는 배열과 안정성이 비교적 좋은 아랫니의 장치를 먼저 제거했고, 수개월 후 윗니 안쪽에 붙인 장치까지 마저 제거함으로써 교정치료가 완전히 종료되었다. Y는 치과치료에 대한 두려움이 워낙 컸기 때문에, 초기 2~3개월 정도는 교정장치에 대한 적응을 힘겨워하기도 했지만, 중반으로 접어들면서 훨씬 편안해하며 안정을 찾는 모습이었다. 특히 중기에 들어가면서 치아배열이 매우 보기 좋게 변화했고, 얼굴의 모양과 입매의 변화가 나타나기 시작했기 때문에 치료에 대한 만족감이 높아지고 희망도 커졌다. 그러다 보니 초기의 어려움도 어느 정도 줄어들었고 장치에 익숙해졌다.

교정치료의 결과, 입술의 돌출은 약 4~5mm 정도 감소되었다. 돌출 정도의 감소는 변화의 양적 측면보다 변화 과정에서 경험할 수 있는 중안모(눈 아래부터 윗입술까지)의 입체감과 턱선의 전반적인 변화(정면, 측면 모두)가 더 드라마틱하다는 생각이 든다.

Y는 교정 후 젊어 보인다는 이야기를 많이 들었다고 말했다. 아들의 결혼식이 약간 미뤄진 덕분에 치아교정이 거의 마무리되어갈 무렵과 맞아떨어졌고, 더 편안하고 멋지게 변신한 모습으로 아들의 결혼식장에 들어갈 수 있었다. 또한 어금니의 치주질환은, 교정을 시작하기 전에 이미 가장 심하게 손상된 것으로 판명되었던 어금니 하나를 제외하고는

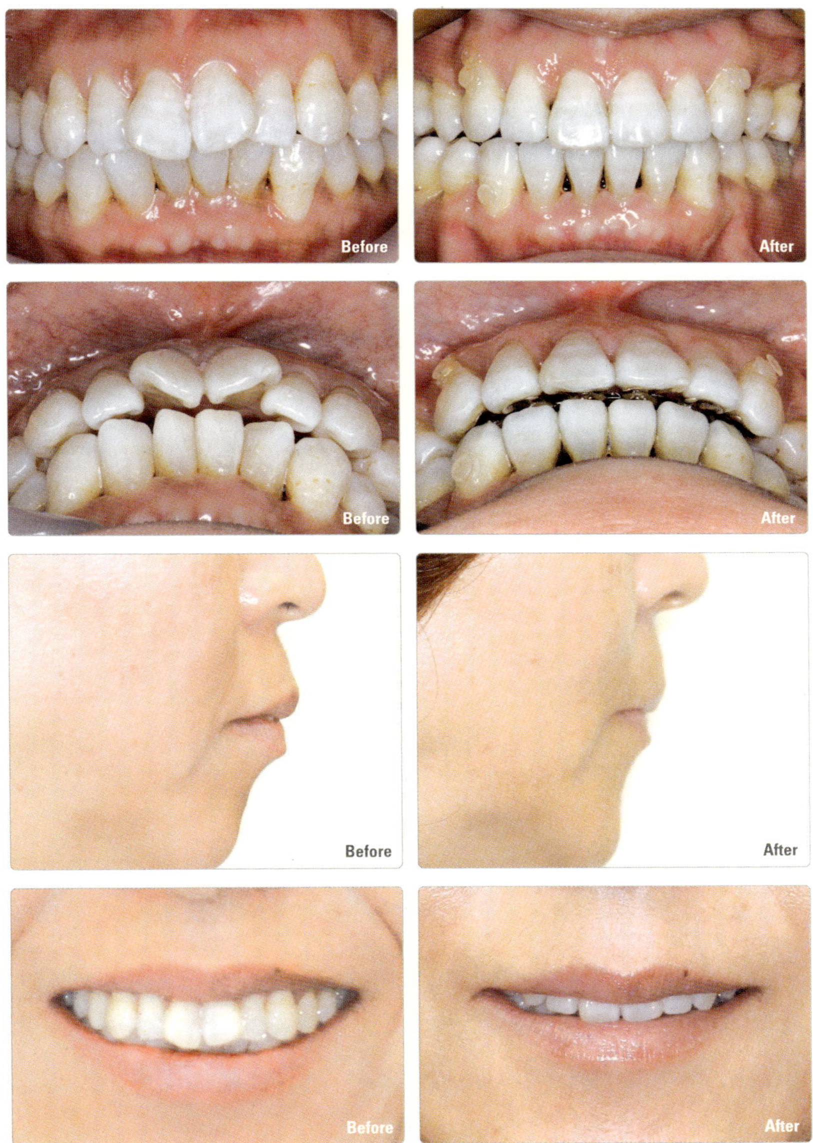

● 치아배열을 바로잡고 나니 치성 돌출이 해소되면서 입매가 달라졌다.

오히려 상태가 좋아졌다. 이전에는 통증이 주기적으로 발생했고, 치주염으로 인해 자주 부어오르곤 했는데, 치아교정을 통해 어금니의 맞물림이 개선되자 치아상태가 전반적으로 안정되었고 치주염도 비교적 잘 조절되었다.

앞니만 교정하고 싶을 때는 인코그니토 라이트

인코그니토 라이트는 어금니 맞물림은 정상인데 앞니의 배열만 안 좋은 사람들에게 적합한 교정방법이다. 앞니 6~8개 정도에만 1.3~1.65mm의 아주 얇은 맞춤형 설측교정장치 인코그니토 라이트를 붙이는 방법이다. 치아 안쪽에 장치를 붙이기 때문에 밖에서는 전혀 보이지 않고, 장치의 두께가 얇아 발음을 하거나 음식을 먹을 때 동반될 수 있는 불편한 느낌이 많이 줄어들었다.

매일 방송을 진행하는 아나운서들의 경우 기존의 앞니 교정은 투명교정방법으로 했는데, 투명교정의 한계를 훨씬 더 빠르고 효율적으로 개선한 방법이기도 하다. 또한 인코그니토 라이트는 장치를 뺐다 꼈다 하지 않기 때문에 교정력이 24시간 지속된다. 장치의 크기가 작아 정확한 발음과 발성에도 거의 문제가 없다. 앞니의 배열이 개선되는 경우, 입술의 모양은 물론 입모양이 전반적으로 예뻐지기 때문에 방송인이나 고객을 많이 만나는 직업을 가진 사람들에게 좋은 선택이 될 수 있다. 앞니

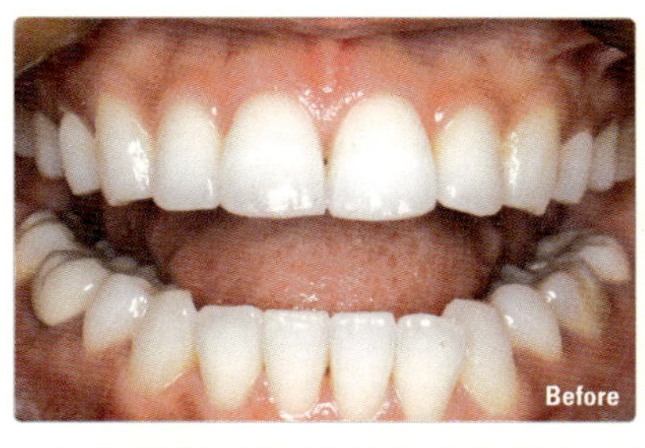

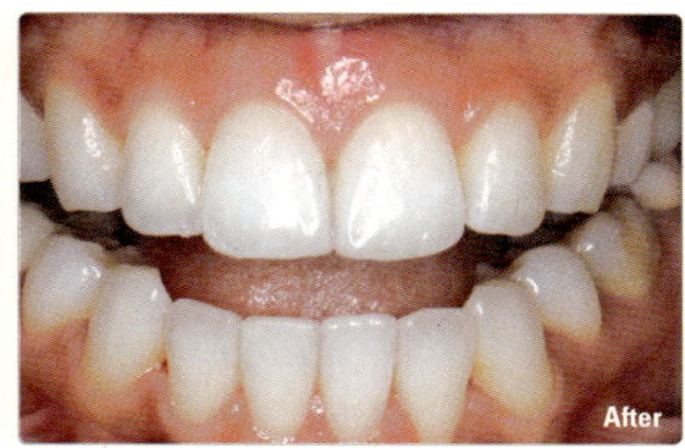

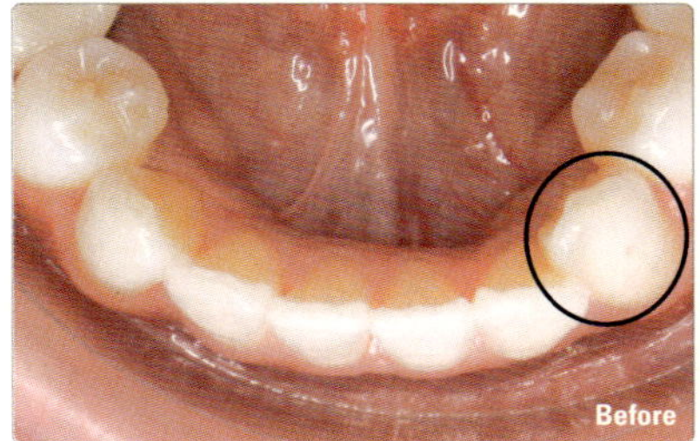

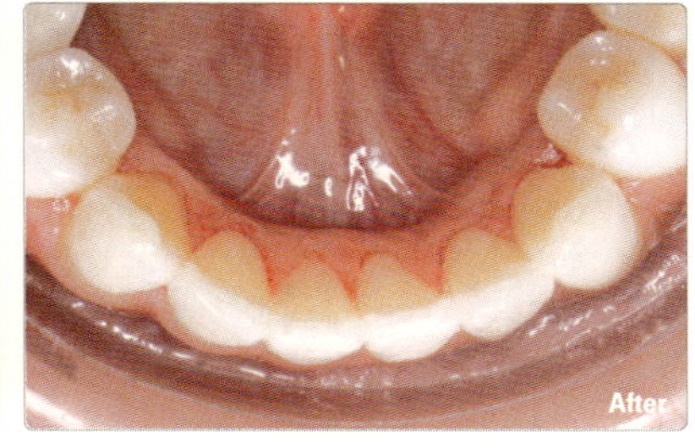

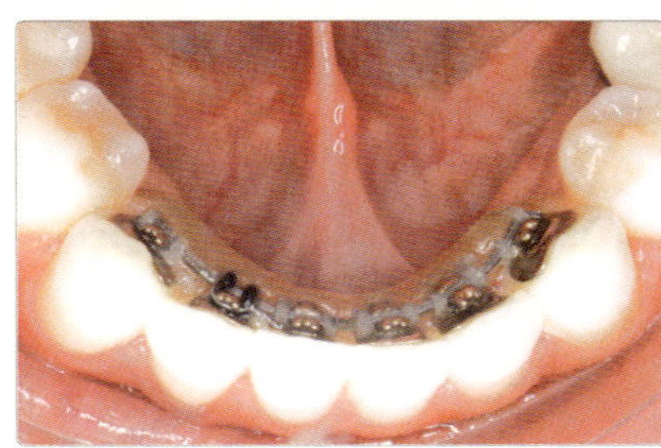

● 아랫니 안쪽에만 인코그니토 라이트 장치를 부착
했다. 맞물림은 정상이라서 아래 앞니 배열만 바로잡
았다. 왼쪽 사진은 장치를 부착한 모습이다.

가 틀어지거나 심하게 울퉁불퉁한 경우도 비교적 빠르게(2~6개월) 배열
이 개선된다.

일반적인 배열의 관점에서 보면, 왼쪽 아래 송곳니의 틀어진 배열(가운
뎃줄 왼쪽 사진)이 그다지 문제가 되어 보이지 않는다. 하지만 정확한 발음
을 구사해야 하는 아나운서에게는 이렇게 틀어지는 치아의 변화가 발음
장애로 나타나기도 한다. 위 사진의 주인공은 현직 아나운서인데 3개월

Q 설측교정이 순측교정보다 치료기간이 길고 치아이동이 느린가요?

A 설측교정의 치료기간은 밖으로 장치를 붙이는 순측교정 치료기간과 비슷하다. 오히려 경우에 따라 돌출입 치료의 경우에는 설측교정으로 했을 때 교정기간이 더 단축되기도 한다. 개인차가 있기 때문에 사람에 따라 치아이동의 속도는 다르다. 그중에서도 유난히 느린 경우가 있는데, 이런 사람은 순측이든 설측이든 큰 차이를 보이지 않는다. 치료기간의 차이 역시 마찬가지다. 개개인의 특성에 따라 다르고, 치아이동을 얼마나 효율적으로 진행하느냐에 따라 달라지는 것으로 보인다.

Q 설측교정은 발음이 불편하지 않을까요?

A 설측교정을 하면 처음에는 발음이 불편할 수도 있다. 하지만 이는 환자마다 다르게 나타난다. 짧게는 1~2주, 길게는 1개월 정도 불편을 호소하기도 한다. 하지만 대부분의 경우, 1~2주 동안은 발음하는 데 다소 어색한 점이 있으나, 이 기간이 지나면 어느 정도 익숙해져 큰 불편을 느끼지 않게 된다. 단, 'ㄷ, ㅅ, ㅌ' 발음이 약하게 들릴 수 있다. 하지만 이런 점 역시 책을 큰소리로 또박또박 읽는 연습을 하면 빠르게 개선되는 걸 느낄 수 있다.

Q 설측교정의 비용이 순측교정보다 비싼가요?

A 설측교정치료는 순측교정과 달리 치료를 시작하기 전에 여러 단계의 개인별 맞춤 작업이 필요하다. 고가의 재료들로 '세상에 단 하나뿐인 개인별 맞춤 교정장치'를 만들어야 하기 때문이다. 또한 설측교정은 치료에 들어가는 노력과 테크닉 측면에서도 난이도가 조금 더 높기 때문에 치료비용이 순측교정보다 높은 편이다.

정도 치료 후, 어느 정도 제자리를 찾은 치아들이 좋은 입모양과 편안한 발음, 정확한 발성을 보여줄 수 있었다.

설측교정과 순측교정의 장점을
하나로 합친 콤비교정

콤비교정은 윗니는 설측교정으로 아랫니는 순측교정으로 하는 경우를 말한다. 사회활동을 많이 하는 성인들이 선호하는 조합인데, 위아래를 모두 설측교정으로 진행할 때보다 치료비용에 대한 부담이 줄어든다는 장점이 있다.

방송국에서 PD로 일하고 있는 30대 초반의 D는 말할 때 늘 입이 신경 쓰였다고 한다. 직업이 직업인지라 사람들과 마주 보며 이야기를 나눠야 하는 경우가 무척 많은데, 튀어나온 입 때문에 신경이 쓰였던 것이다. 치아배열은 좋은 편이었지만 치성 돌출이었다. 그녀는 치아의 크기가 큰 편이어서 위아래 치아를 4개 발치하고, 위는 설측교정으로, 아래는 순측교정으로 하는 콤비교정을 했다. 교정기간은 총 1년 6개월 정도였고, 돌출입이 개선되어 더욱 자신감 있는 모습으로 일에 전념할 수 있게 되었다.

11

끼웠다 뺐다 내 마음대로!
투명교정

‘치아교정’이라고 하면 흔히 ‘철길’을 떠올린다. 치아 앞쪽에 작고 네모난 쇳덩어리가 철사로 연결돼 있는 브래킷을 붙이고 있으면 이가 조금씩 이동하면서 제자리를 찾아 치열이 가지런해지는 것이다. 하지만 장치가 눈에 너무 잘 보이고, 치료를 시작하면 끝날 때까지 붙이고 있어야 한다. 게다가 음식물이 장치 사이에 잘 끼는데 칫솔질은 쉽지 않아서 관리하기가 무척 어렵고 신경도 많이 쓰인다.

이런 단점을 보완하기 위해 나온 기술이 바로 투명교정장치다. 투명한 강화 플라스틱으로 치아 모양의 틀을 만들어 환자가 스스로 끼웠다 뺐다 할 수 있다는 것이 투명교정의 가장 큰 장점이다. 브래킷을 붙일 필요도 없고 식사나 양치질을 할 때에는 잠깐 빼놓으면 된다.

투명교정장치는 컴퓨터 시뮬레이션 기술의 발달로 더욱 정교하게 제작되는 추세다. 먼저 환자의 원래 치아모양을 본뜬다. 이를 컴퓨터 프로그램에 입력한 다음 3차원으로 치아들을 이리저리 움직여보면서 실제 각각의 치아가 어느 방향으로 얼마나 이동할 수 있는지를 예측하고, 치료가 끝난 후의 모습도 예상해본다. 물론 컴퓨터가 예측한 결과를 놓고 의학적으로 실현 가능한지 아닌지를 판단하는 것은 의사의 몫이다.

이렇게 해서 교정치료 후의 치아 위치나 배열 모형이 컴퓨터상에서 최종 확정되면 이를 환자의 치아형태에 맞게 일일이 플라스틱 틀로 찍어낸다. 환자는 이 플라스틱 틀을 일정 기간 동안 치아에 끼고 지내는 것이다. 착용시간이 부족할 경우 치료가 지연될 수 있으므로 적어도 하루에 12~18시간 이상은 장치를 착용하는 것이 좋다.

투명교정은 발음에 큰 영향을 미치지 않아서 아나운서와 방송인들에게 추천하고 있으며, 대개 6개월 안에 좋은 효과를 보여준다. 투명교정은 교정치료가 끝난 후 재발이 일어났을 때에도 사용하기 좋다. 다만 필자는 모든 경우에 적용하지 않고, 치아 사이가 벌어진 경우나 치열의 흐트러짐이 적은 경우에만 제한적으로 추천한다. 특히 부정교합이 심한 경우라면 이론적으로 가능하더라도 오히려 투명교정으로 교정을 했다가 교정기간이 더 길어지거나 정확한 치료결과를 가져오지 못하는 문제가 생길 수 있다. 그러므로 충분한 상담과 정확한 진단이 필수적이다.

어린 시절부터 승무원이 되어 하늘을 나는 것이 꿈이었던 M. 영어공부도 열심히 하고 수영도 배우고 몸가짐에도 늘 신경을 쓰며 꿈을 이루기 위해 노력해왔다.

밝고 긍정적인 성격으로 친구들과 사이도 좋고 매사에 자신감이 넘치는 그녀였지만 막상 승무원 시험을 준비하면서 보니 치아에 자꾸 신경이 쓰였다. 승무원이라면 아무래도 환한 미소를 지으며 승객들에게 친절하고 자신감 있게 응대하는 모습이 떠오르는데, M은 환한 미소에 별로 자신이 없었다. 소위 말하는 '토끼 앞니' 때문이었다. M은 위아래 앞니 모두 앞으로 뻐드러져 있었고 다른 치아에 비해 크기도 유난히 큰 편이라 매우 도드라져 보였다.

M은 승무원 시험을 준비하면서 학원도 다녀야 하고, 면접사진도 찍어야 해서 끼우고 빼는 것이 가능한 투명교정을 선택했다. 6~8개월 정도 교정장치를 사용했고, 무척 열심히 따라와 준 덕분에 좋은 효과를 거둘 수 있었다. 결국 M은 환한 미소가 아름다운 승무원이 되었고, 얼마 전에는 결혼 소식도 함께 전해주었다.

조선왕조 최고의 폭군으로 기록되고 있는 연산군은 본래 감수성이 뛰어난 시인이었으며 남다른 심미안審美眼을 가진 왕이었다. 매일 향연을 즐겼던 연산군은 기생을 보는 눈이 남달랐는데, 향연에 함께 참여할 기생들을 직접 선발할 정도로 안목이 뛰어났다고 한다. 연산군은 화장을 다 지운 민낯에 웃을 때 하얀 치아가 드러나고 보조개가 생기는 여성을 특별히 좋아했다고 전해진다.

요즘도 마찬가지가 아닐까? 흔히 말하는 아름다운 외모의 조건에서 빼놓을 수 없는 것이 바로 하얀 피부와 가지런한 치아다. 치아가 가지런하면 인상도 부드러워지고 전체적인 이미지가 아름다워진다. 치아미인이라는 신조어가 생겼을 정도다.

불과 몇 년 전까지만 해도 거추장스러운 교정장치들이 주류를 이루었지만 최근 2~3년 사이에 겉으로 보이지 않고 발음에도 크게 영향을 주지 않는, 정밀하게 고안된 다양한 장치들이 체계적으로 개발되고 있다. 교정치료를 망설이고 있다면 혼자 고민하지 말고 치과를 찾아가 상담을 받아보길 권한다.

치아교정에 관해
궁금한 것들

Q 치료기간은 얼마나 걸리나?

A 교정치료는 다른 치료와 달리 상대적으로 오랜 시간을 필요로 한다. 개개인의 부정교합 정도에 따라서 기간이 다르지만, 특수한 경우를 제외하고는 평균적으로 6개월에서 2년 정도의 치료기간이 소요된다. 너무 길게 느껴질 수 있다.

하지만 교정치료는 성형수술처럼 아름다움만을 목적으로 시행하는 것이 아니고, 치아의 건강까지 지켜주는 것이 본래의 목적이다. 치아와 그 주위 조직에 손상을 주지 않으면서, 턱뼈 속에 심어져 있는 치아를 서서히 이동시켜야 하기 때문에, 비교적 긴 시간을 필요로 하는 것이다.

Q 병원은 얼마나 자주 가야 하나?

A 처음에 장치를 다 붙인 후에는, 대개 4주에 한 번 간격으로 병원에 방
문하는 것이 일반적이다. 중간에 특수한 치료를 해야 할 때는 2주에
한 번씩 내원해야 하는 경우도 생길 수 있지만 평균적으로 4주에 한
번 정도라고 생각하면 된다. 최근에는 비마찰 교정장치나 맞춤형 장
치를 적용하면서, 치료순서를 조금 더 예측 가능하게 계획할 수 있게
되었다. 바쁜 비즈니스맨이나, 유학 등으로 먼 곳에서 진료를 위해 방
문하는 경우는 두 달에 한 번꼴로 내원하도록 치료계획을 세우기도
하는데 의사가 말한 주의사항만 잘 지킨다면 특별한 어려움이 없다.
중요한 것은 약속일을 어기지 않고 정해진 날짜에 반드시 병원에 오
는 것이다. 그리고 중간에 장치가 떨어지지 않도록 너무 질기거나 단
단한 음식을 피하는 것도 중요하다. 또한 치료과정에서 발생할 수 있
는 응급상황에 대한 대처요령에 대해 미리 설명을 잘 듣고 기억해두
는 것이 좋다. 응급상황에 처했을 때 문의할 수 있는 이메일주소나 전
화번호를 요청하는 것도 좋다.

Q 스크류screw를 사용하면 어떤 효과가 있나?

A 돌출입 치료를 위해 앞쪽 치아를 뒤로 당기는 경우에 앞니를 후퇴시
키기 위해서 당기는 힘을 얻을 고정원이 필요한데, 기존에는 어금니
를 주축으로 하여 앞쪽 치아들을 뒤로 당겼다. 그런데 그 방법을 사용
하다 보니, 앞니를 뒤로 당기는 만큼 반작용으로 앞쪽 치아가 뒤로 들
어오면서, 대신 어금니가 앞으로 약간 딸려나가는 현상이 생기게 되

었다. 이런 문제점을 보완하기 위해 나온 것이 스크루다. 작은 나사 하나를 잇몸뼈에 심고 그것을 고정원으로 삼아 앞쪽 치아들을 당기게 된다. 돌출입인 경우에 좀 더 좋은 결과를 얻을 수 있고 교정기간을 약간 단축시켜주는 효과도 있다.

Q 치아교정을 하면 얼굴 모양도 바뀌나?

A 치아교정을 해서 안면골격의 모양이 크게 변하는 경우도 있다. 마치 양악수술이나 돌출입수술 혹은 안면윤곽술을 한 것처럼 얼굴 전체의 인상과 입체감이 달라지는 경우도 많다. 외과적 수술에 의한 경우 정말 짧은 시간에 급격하게 변화하기 때문에, 주위 사람들이 '수술했네' 하고 쉽게 알아보지만, 치아교정의 경우는 서서히 변화시키면서 그에 따른 근육이나 연조직이 함께 변화되기 때문에 매일 얼굴을 보는 동료들이라도 그 변화를 서서히 느끼고, 자연스럽게 인식하게 된다. 돌출입의 경우 치아가 들어가면서 눈 아래의 안면골격이 조금씩 재구성되고, 그 과정에서 측면의 변화와 함께 정면에서 봤을 때 턱선이 갸름해지는 효과를 볼 수 있다. 또한 치아의 이물감이나 불편 때문에 평소보다 식사를 적게 하는 경우, 뜻밖의 다이어트 효과(?)로 살이 빠지면서 얼굴 모양이 일시적으로 바뀌는 경우도 있다. 하지만 교정 치료가 끝나면 빠르게 회복되는 경우가 많다.

Q 치아교정을 하면 살이 빠지나?

A 사람에 따라 다르지만, 입에 장치가 들어가게 되면, 아무래도 약간의

통증이 있고 적응하기까지 시간이 필요하기 때문에 식사를 제대로 못해서 살이 빠지는 경우가 있다.

Q 이를 꼭 뽑아야 하나?

A 교정을 한다고 해서 무조건 이를 뽑는 것은 아니다. 하지만 교정을 하는 경우는 대개 치아가 돌출했거나, 좁은 공간에서 치아들이 삐뚤게 난 경우인데, 그 치아들을 가지런히 정돈하고 올바른 자리에 위치시키려면 공간이 필요하다. 그런 경우에는 이를 뽑아야 한다. 이를 뽑은 후에 치아를 밀어주고 가지런하게 펴고 나면, 발치했던 공간은 자연스럽게 메워지고 균형 잡힌 얼굴 모양을 얻게 된다.

경우에 따라 치아가 배열될 만한 공간이 부족할 경우, 치조골을 확장하는 방법을 사용하기도 하는데 모든 경우에 적용되는 것은 아니며, 치아배열이 완성된 상태에서 얼굴의 모양을 고려하여 더 바람직한 방법을 선택한다.

가끔 치아를 뽑는 것을 절대 원하지 않는 환자들도 있는데, 그럴 때는 조금 덜 예쁘더라도 환자의 의견에 따라 치아를 배열하고 맞물림을 맞춘다. 하지만 결과에 대해서는 충분히 의논하길 바란다. 또 처음에는 이를 뽑지 않고 치아배열을 맞추어가다가 중간에 다시 한 번 평가한 후 발치를 결정할 수도 있다. 물론 이런 경우는 처음부터 발치를 결정하는 것보다 치료기간이 몇 개월 더 연장될 수도 있지만, 환자가 심리적으로 안정과 확신을 가질 수 있다면 고려해볼 만하다.

Q 장치가 떨어지면 어떻게 하나?

A 즉시 병원에 가는 것이 좋지만 그렇지 못할 경우 다음번 치료일에 방
  문해도 좋다. 어느 단계인가에 따라 교정치료가 조금 지연되거나 원
  치 않는 치아이동이 일어날 수도 있지만, 안정기에 접어든 상태라면
  별 차이가 없을 수도 있다. 그러므로 장치가 떨어지는 것에 대해 너무
  큰 두려움이나 압박감을 가질 필요는 없다. 단, 장치를 삼키거나 장치
  로 인해 입술이나 뺨 등이 찔리거나 상처를 입지 않도록, 병원에서 받
  은 교정용 왁스를 붙이는 등 세심한 주의를 기울이는 것이 좋다.

12

인코그니토, 아무도 모르게
예뻐지는 모습만 보여줄게!

● ● ●

"어떤 교정으로 해야 가장 빨리 되나요? 그런데 교정장치가 밖으로 안 보이게 하는 방법은 없나요?"

치아교정을 하기 위해 치과를 방문한 사람들이 가장 많이 하는 질문이다. 특히 겨울방학이 되면 고등학교 졸업을 앞둔 예비 대학생들이 치과에 많이 찾아온다. 이미 수능시험도 끝났고, 면접만 남아 있거나, 대학에 합격한 후라서 이들은 비교적 시간이 많은 편이다. 그래서 이 기회에 그동안 별러왔던 치아교정을 하기 위해 치과에 찾아오는 것이다.

그런데 큰맘 먹고 치과에 찾아온 학생들은 교정방법이 너무나 다양하다는 사실에 또 한 번 고민에 빠진다. 그냥 치아에 교정기를 끼우는 것만 있는 줄 알았는데, 생각보다 훨씬 많은 교정방법이 있고, 상황에 따라 교정기간도 천차만별이므로 어떤 것을 선택해야 할지 고민스러운 것이다.

게다가 치아교정은 비용과 시간의 투자가 만만치 않은 일이니만큼 신중하게 결정해야 하는데, 딱히 물어볼 데도 없고 들은 얘기도 없으니 괜히 마음만 불안할 수밖에 없다. 이런 경우 필자는 동일한 조건이라면 가장 심미적이고 효율적인 치아교정술 가운데 하나인 맞춤형 설측교정장치 '인코그니토'를 추천한다.

앞에서 설명한 것을 다시 복습하자면, 우리가 흔히 알고 있는 교정방법은 다음과 같이 3가지로 나뉜다. 첫째, 치아교정용 와이어가 밖으로 보이는 순측교정. 둘째, 교정용 와이어가 보이지 않도록 입 안쪽에서 철사로 당겨주는 설측교정. 셋째, 교정장치를 투명한 플라스틱 계열로 만든 투명교정이다.

순측교정과 설측교정은 한 번 설치하면 임의로 제거하는 것이 불가능하기 때문에 '고정식'이라 하고, 투명교정은 한 번 설치한 뒤에 뺏다 끼웠다 할 수 있기 때문에 '가철식' 또는 '착탈식'으로 분류된다. 또한 교정방법에 따라 발치가 필요한 '발치교정'과 그렇지 않은 '비발치교정'으로 구분되기도 한다.

이처럼 다양한 교정방법이 있다 보니, 환자 스스로가 선택할 수 있는 부분도 있지만, 치아 상태에 따라 의사의 판단이 필요한 부분도 있다. 하지만 환자 자신의 의견과 희망을 의사에게 자세히 설명한다면 치료결과는 물론이고 치료과정에도 매우 큰 도움이 된다.

환자는 먼저 교정장치가 밖으로 보여도 상관없는지, 아니면 교정장치가 보이지 않길 바라는지에 대해 마음을 정해야 한다. 일반적인 순측교정은 대부분의 치아에 적용이 가능하지만, 일단 교정장치가 밖에서 보일 뿐만 아니라 아무래도 입술 안쪽과 마찰이 생겨 불편하다. 하지만 교정장치가 밖으로 보이기 때문에 관리하기가 편하고 비용 면에서 부담이 적다는 장점이 있다. 하지만 사회생활을 왕성하게 하고 있고 외적인 아름다움을 무시할 수 없다면, 당연히 눈에 보이지 않는 교정장치를 선택하는 것이 좋다.

그다음으로 얼마나 편리한 장치를 선택할 것인가를 결정해야 한다. 과거에는 장치의 탈착이 가능한 투명교정장치가 가장 편리한 방법으로 꼽혔지만, 최근에는 설측교정도 많이 개선되어 편리해졌다. 특히 인코그니토는 기존 설측교정장치의 단점으로 꼽혔던 발음의 불편함 등을 현저히 개선했다.

알고 보면 다양한 치아교정법, 그중의 베스트는?

K의 경우는 어머니가 함께 오셔서 상담했는데, 현재의 얼굴 모양이 교정으로 인해 달라지는 것을 원치 않는다고 각별히 당부하셨다. 얼굴 모양은 변화시키는 것도 어렵지만, 변화시키지 않는 것도 쉽지 않다. 그만큼 많은 주의를 기울여야 한다는 전제조건이 생긴 셈이다.

이런 경우, 인코그니토 치아교정은 원하는 사항과 조건들을 미리 치료계획 단계에서 파악하여 치료에 반영하기가 더 좋기 때문에 매우 유용하다. 인코그니토는 현재의 치아각도나 치아와 입술이 이루는 각도

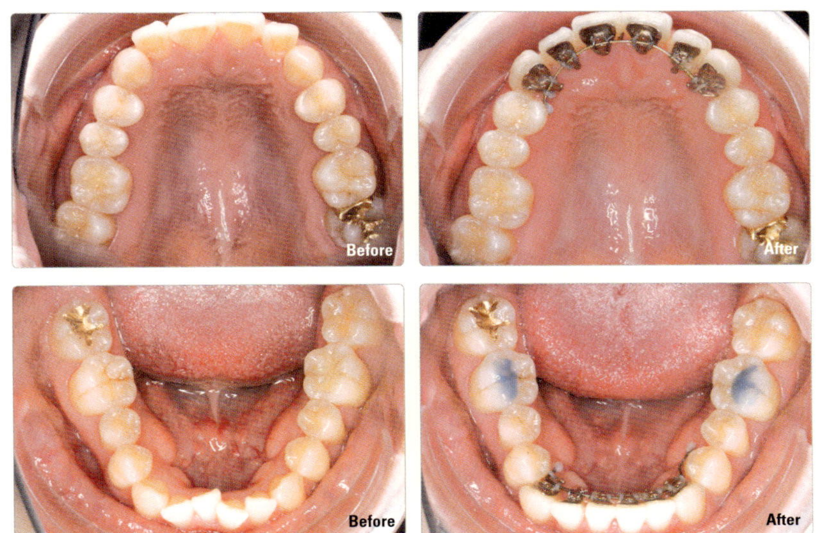

● 삐뚤삐뚤한 치아들을 가지런하게 만들기 위해 인코그니토 장치를 붙였다. 오른쪽 사진들은 모두 **치료 3개월 후**다. 상단 아랫니, 하단 윗니

등을 그대로 유지할 수 있도록 교정장치는 물론이고 치료에 사용하는 와이어의 각도까지도 사람의 손이 아닌 로봇 밴딩머신으로 정교하게 제작할 수 있다는 장점이 있다.

K의 경우 앞니의 틀어짐이 매우 심한 편이었는데, 그럼에도 앞니에만 안쪽으로 교정장치를 붙이기로 했다. 얼굴 모양을 바꾸지 않으면서 치아배열만 가지런히 할 수 있는 방법이었다.

치료 3개월 후 이미 K 자신이 매우 만족스러워할 정도로 치아배열이 개선되었다. 앞니의 크기가 크고 길이도 긴 편이라 다른 치아와의 조화를 고려하여 조금씩 치아의 크기를 줄여나가는 과정을 병행했고, 그 결과 완전히 새로운 치아로 보일 정도로 치아배열이 개선되었다. 그리고

전체적으로 조화롭고 예쁜 치아로 바뀌었다.

인코그니토는 1990년대 독일에서 자유분방하지만 천재적인 교정의사인 위크만Dirk Wiechman이 주축이 되어 만들어진 맞춤형 설측 치아교정장치다. 인코그니토Incognito는 '익명'이라는 뜻인데, 교정장치를 치아 안쪽으로 붙이기 때문에 전혀 보이지 않는다는 의미로 지어진 이름이다. 또한 '익명'은 단순히 외관상 보이지 않는 것뿐만 아니라 발음에도 지장을 주지 않아 아무도 모르게 치아교정을 할 수 있다는 위로의 철학을 담고 있다. 교정장치는 정교함을 확보하기 위하여 금합금으로 제작되고, 교정용 와이어 역시 좀 더 정확하게 치아를 이동시키기 위해 컴퓨터에 입력된 수치대로 로봇밴딩 시스템에 의해 제작된다.

이렇게 기존의 교정치료와는 다른 점이 많기 때문에 인코그니토 교정을 성공적으로 하기 위해서는 반드시 인코그니토 인증의사가 시술해야 한다. 다수의 경험과 치료철학에 대한 이해, 그리고 그에 따른 개인별 맞춤장치를 능숙하게 다루는 기술이 필수적이기 때문이다. 사실 인코그니토 교정은 환자의 자료와 치료계획을 독일 현지 공장으로 보내 맞춤형으로 교정장치를 만들어야 하기 때문에 이런저런 이유로 다른 교정치료에 비하여 치료비용이 비교적 고가인 편이다.

하지만 치아교정을 하는 동안에도 큰 불편 없이 일상생활을 할 수 있고, 대인관계에서 위축되거나 자신도 모르게 소극적으로 변화할 가능성이 거의 없다. 뿐만 아니라 매우 정교하고 효율적인 교정치료이기 때문에 대체로 결과도 훌륭하다. 그래서 최근 많은 사람들의 관심을 받고 있다.

인코그니토 교정을 하기 위해서는 먼저 인증의를 찾아야 한다. 진단과 상담을 거쳐 치아의 정밀한 인상자료를 독일로 보내 장치를 제작하는데, 거기에 걸리는 시간은 대략 5~6주 정도다. 그 후에 장치를 부착하면서 본격적인 인코그니토 교정치료가 시작되는 셈이다. 장치를 부착한 이후에는 4~8주마다 단계별 치료를 위해 병원에 내원해야 한다.

치아 안쪽에 장치를 붙이므로 교정치료가 진행됨에 따라 점차 아름답게 변화하는 자신의 모습을 볼 수 있는데, 인코그니토 교정을 하는 환자들은 그렇게 차츰 변화하는 자신의 모습을 발견하는 것이 큰 기쁨이라고 말하곤 한다. 초기에는 강연이나 방송을 업으로 하는 환자들에게서 특히 좋은 반응을 얻었지만, 최근에는 남녀 불문하고 직업의 종류에 상관없이 겉으로 드러나지 않는 교정을 원하는 성인들이 가장 많이 선호하는 교정 방법이다. 인코그니토가 만들어지는 과정을 다시 한 번 정리해보면 아래와 같다.

step 1	인상채득과 치료계획 수립
step 2	인상체크 후 인상자료 독일로 발송
step 3	석고 모델 제작
step 4	셋업set-up 모델 제작 후 담당 의사가 확인
step 5	CAD/ CAM 시스템으로 치아정보를 컴퓨터에 스캔하여 입력
step 6	치료계획에 맞게 브래킷 포지셔닝 후 브래킷 제작
step 7	로봇밴딩 시스템으로 와이어 제작
step 8	독일에서 한국으로 발송
step 9	장치 부착

구분	인코그니토	일반설측장치
제작	100% 환자 치아에 맞게 설계된 개인 맞춤형으로 모든 부정교합에 적용 가능	개개인의 상황에 상관없는 표준형
장치의 크기	일반설측장치의 1/3 크기로 부착고리를 최대한 작게 만들고 안쪽으로 향하게 제작	크기가 한 종류로 모든 경우를 만족시켜야 하므로 고리가 크고 높음
불편감	혀와의 마찰감을 최소화하여 통증이 적고 발음장애가 거의 없으며 장치가 작아 구강 위생 관리에 유리함	장치의 크기가 비교적 큰 편이어서 다소 불편감이 있고 발음장애가 있음
치료기간	정교하고 정확한 장치구성과 치료술로 초기의 치아배열 속도가 빠른 편	치아상태에 따라 다르지만, 난이도가 높은 부정교합의 경우에는 치료의 효율성을 높이기 위해서는 별도의 치료가 추가적으로 필요함

● 인코그니토와 일반설측교정 한눈에 비교해보기

유학이나 장기출장도 문제없어요!

음악공부를 위해 독일로 유학을 가게 된 M은, 이미 4개의 작은 어금니를 뽑고 3년째 다른 병원에서 치아교정을 하던 중이었다. 유학일정을 더 미룰 수 없는데 발치공간이 아직 완전히 닫히지 않았고, 위아래 맞물림이 깊은 과개교합도 해결되지 않은 상태였다. 하지만 M은 유학을 더 미루고 싶지 않아 일단 교정장치를 떼기로 결정했다. 그런데 독일로 떠나야 할 날이 얼마 남지 않은 상태에서 치아를 어떻게 할지 고민하던 중에 지인의 소개로 필자의 병원에 내원하게 되었다.

필자는 M에게 인코그니토를 권했다. 인코그니토는 과개교합 문제를 해결하는 데 매우 탁월할 뿐만 아니라, 이미 필자의 병원 환자들 가운데 인코그니토 교정장치를 붙이고 외국유학이나 장기출장으로 6개월 정도 정기 방문을 하지 않고 교정을 진행해오던 환자들이 몇 분 있었기 때문이다. M은 치아배열이 좋은 경우였고, 남아 있는 발치공간을 줄이고 앞니 맞물림이 깊은 과개교합을 해결하는 데 목적이 있었기 때문에 교정장치를 붙이고 유학을 떠나는 것이 가능할 수도 있겠다는 생각이 들었다. 인코그니토라면 6개월 정도는 내원하지 않고도 교정을 진행할 수 있기 때문이다.

그러나 이런저런 변수나 돌발상황이 나타날 수 있으므로, 응급상황일 때는 독일 현지에서 치료를 받아야 한다는 사실을 알고 있어야 했다. 이는 다른 어떤 경우보다 더 의사를 신뢰해야만 가능한 일이었다.

M이 출국하기까지 남은 시간은 2~3개월 남짓이었다. 치아상태를 살펴보니 M은 과개교합 때문에 발치공간이 완전히 닫히지 못하고 있었다. 과개교합을 일으키는 원인은 아래 치아가 물결치는 것처럼 좋지 않은 평면을 이루기 때문이었다. 그 문제를 해결하지 않으면 발치공간이 완전히 닫히지 않고, 그렇게 되면 안정적인 치아 맞물림도 불가능해진다. 설령 발치공간을 억지로 닫는다 하더라도 시간이 지나면 다시 벌어질 가능성이 높아 보였다. 그래서 우리는 3개월이라는 시간을 잘 활용할 계획을 세워야 했다.

우선 장치를 제작하는 데 필요한 시간이 6주였다. 그리고 남은 6주 동안 2번의 교정치료를 하기로 했다. 독일에서 머물게 될 앞으로의 6개월을 무탈하게 보내면서 치료를 진행하는 것이 관건이었다. 위아래 모두 맞춤형 인코그니토에서 일반적으로 사용하는 초기 와이어 사용을 건너뛰고 사각형의 탄성 와이어를 처음 2~3주 동안 넣었다. 그 후 두 번째 치료에서 바로 사각형 강선 와이어를 넣어 2~3일이 지난 후에 체크업을 하고 출국하도록 계획을 세웠다.

예전에 교정을 진행하고 있었지만, 장치를 재부착하는 것이므로 이것에 새롭게 적응하기 위한 시간을 벌어야 했다. 그래서 초기에는 비교적 완충력이 좋은 와이어를 넣었고, 3주 후에 강선 와이어를 넣은 것이다. 과개교합과 위 송곳니가 앞으로 나온 것을 동시에 호전시키기 위해서 위 송곳니에서 아래 어금니로 끼우는 고무줄을 지속적으로 착용하도록 교육했다.

그리고 발치공간이 잘 닫히도록 처음에는 탄성이 좋은 고무줄을 걸고, 두 번째 방문에서는 고무줄 대신 시간이 오래 경과해도 탄성이 감소하지 않도록 클로징 코일을 걸었다. 6개월이면 발치공간이 충분히 안정적으로 닫힐 것 같았다. 참고로 클로징 코일은 형상기억합금을 이용한 코일로서, 오랜 기간 동안 일정한 탄성을 유지하는 데 유리하다.

독일로 출국하기 전에 마지막으로 체크할 때 M은 이미 장치에 잘 적응하고 있었고, 과개교합 역시 상당히 호전되고 있었다. 치아의 맞물림이 지속적으로 호전되면서 발치공간 역시 순조롭게 닫히고 있었다. 고무줄 대신 클로징 코일을 걸고, 안정성을 확인한 후 출국했다. 물론 예상치 못한 문제가 생겨 장치가 떨어지는 일이 발생할 수도 있지만, 이미 6주 정도 지켜본 바에 의하면 M이 먹는 음식의 종류와 씹는 방법에 조금만

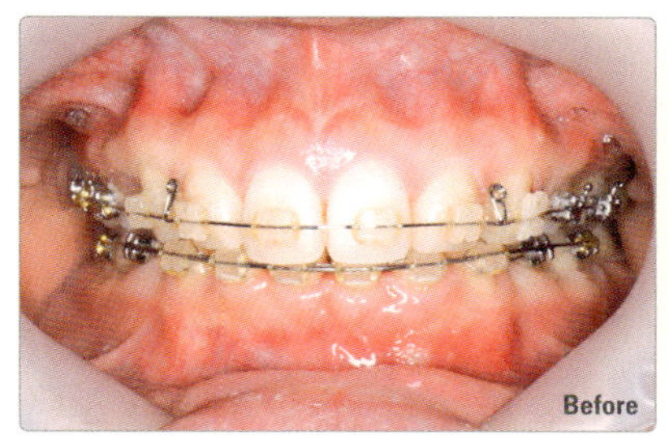 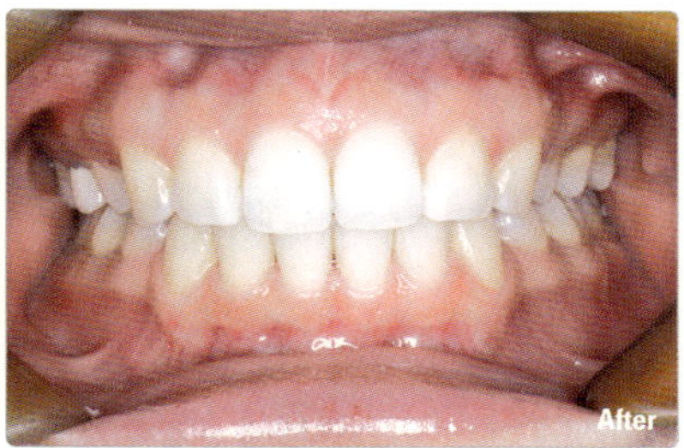

● 과개교합으로 지나치게 깊이 맞물리던 부정교합이 개선되었다.

주의를 기울인다면 큰 걱정은 없어 보였다. 만약 장치가 떨어질 경우 현지 병원에서 응급처치를 받을 수 있도록 나와 연락을 취하기로 했다.

독일에서 6개월 동안 무사히 지낸 M은 방학을 이용해 한국에 와서 필자를 찾아왔다. 다행히 과개교합은 완전히 개선되었지만, 맨 마지막 어금니에 부착한 장치가 탈락되는 바람에 고무줄이 제대로 걸려 있지 않아 발치공간은 아직 1mm 정도 남아 있었다. 이번에도 체류할 수 있는 시간이 1주일 이내여서, 탈락된 장치를 재접착할 때는 인코그니토 인증센터에서 추천하는 접착제와는 다른, 조금 더 강도가 높다고 판단되는 접착제를 사용했다.

이번에도 출국 후에 장치가 탈락한다면 그때는 정말 낭패라는 생각이 들었다. 장치가 떨어졌다는 소식을 들은 후로 필자는 며칠 동안 더 나은 접착제를 고민했다. 재접착에 사용한 더 강한 접착제는, 이미 다른 환자들에서 몇 번 시도해보고 좋은 결과를 얻은 경험이 있기에 확신은 있었지만, 혹여 맞물림에 의해 장치가 탈락되지 않도록 여러 번 확인했다.

그리고 아직 1mm 정도 남은 발치공간이 완전히 닫혀야 하므로, 지속력이 좋은 클로징 코일을 걸어 앞으로 몇 개월 동안 그 역할을 잘하도록 기원을 담아 보냈다.

　다음번 방학을 맞아 다시 병원에 내원한 M은 예상한 대로 좋은 결과를 보였다. 과개교합은 안정적으로 해결되었고, 3년 동안 닫히지 않던 발치공간도 완전히 닫혔으며, 무엇보다 부정교합이 치료되어 얼굴 모양에 큰 변화가 생겼다. 치료 전후의 사진을 함께 보면서 기쁨을 감추지 못했다. M은 오랜만에 만난 친구들로부터 성형수술을 했느냐는 이야기를 많이 들었다고 했다. 그리고 변화한 자신의 모습에 매우 만족스러워했다. 자신처럼 유학을 앞두고 교정을 고민하는 사람들에게 자신의 경

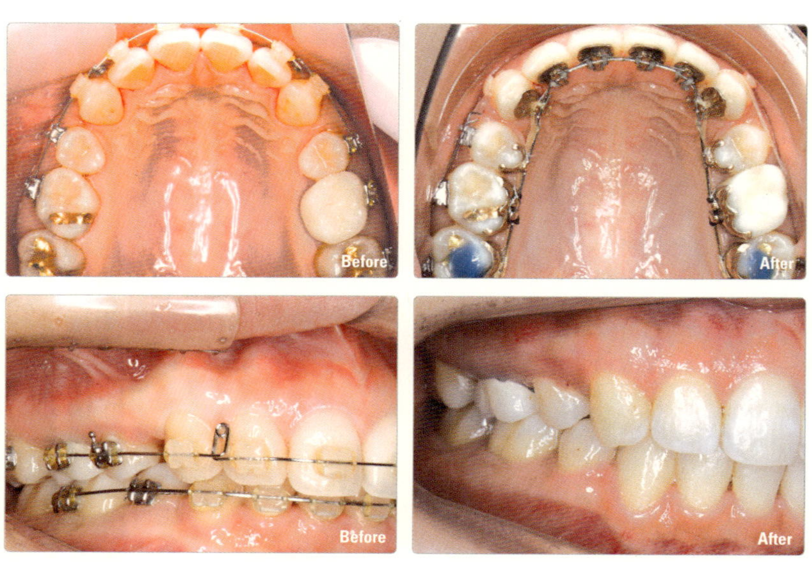

● 기존의 교정장치를 인코그니토로 바꾸었다. 상단 윗니, 하단 옆 모습

험담이 좋은 정보가 될 것이라며 치료 이야기와 사진 공개를 매우 기쁘게 허락해주었다.

인코그니토 라이트로
더 빠르고 편안한 부분교정을

인코그니토 라이트는 기존의 인코그니토에서 부분교정의 효과를 강화하여 좀 더 빠르고 편안하게 교정할 수 있도록 만들어진 설측교정 시스템이다. 인코그니토와 마찬가지로 CAD/CAM을 이용한 환자 맞춤형 부분교정장치다. 앞니에 문제가 있는 경우에 적용할 수 있으며, 인코그니토와 마찬가지로 생체 친화적인 소재인 금으로 만들어져 있어 안전하다. 또한 치아 안쪽에 부착하기 때문에 주변 사람들이 쉽게 눈치채지 못한다. 6~8개를 앞니 안쪽에 붙여 교정하는 방법으로 발음장애나 이물감이 적고 효율성이 높다. 장치를 부분적으로만 붙이기 때문에, 전체 치료기간이 짧고 불편감이 적은 것이 특징이다.

연기자 지망생 J는 10대 후반의 남학생이었다. 입이 약간 튀어나와 있고, 치아 사이가 좀 벌어져 있어서 교정치료가 필요한 상태였다. 하지만 오디션도 자주 봐야 하고, 연기연습도 중단할 수 없어서 곤란해하고 있었다. 발음이나 발성에 지장을 덜 주고 겉으로 보이지 않는 방법, 그러면서도 원하는 결과를 얻을 수 있는 확실한 방법을 찾고 있었다.

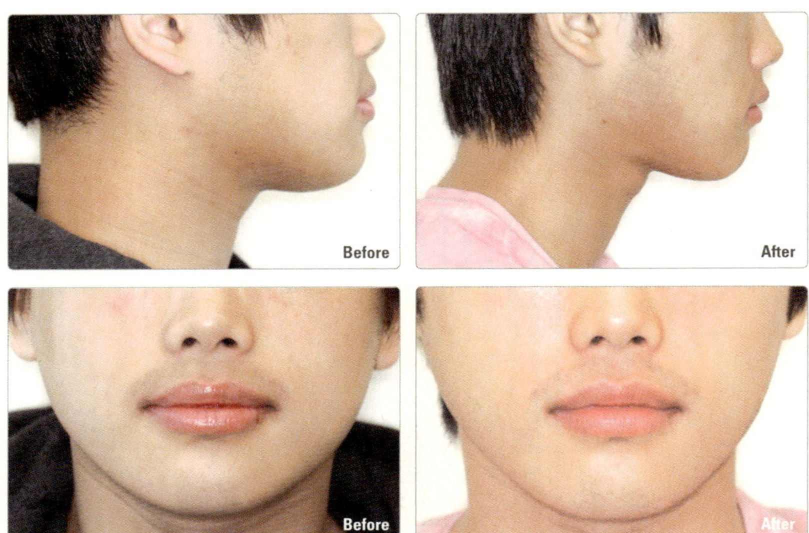

● 총 10개월간의 치료로 만족할 만한 외모의 변화는 물론이고, 건강한 치아 맞물림까지 모두 회복했다. 상단 옆모습, 하단 앞모습

J는 어금니 맞물림이 비교적 양호한 편이었다. 그 점을 고려하여 앞니 안쪽에만 장치를 붙여서 교정을 하는 방법을 선택했고, 총 10개월간의 치료기간이 지난 후에는 안정된 치료결과와 만족할 만한 외모의 변화, 그리고 건강한 치아 맞물림을 모두 회복했다.

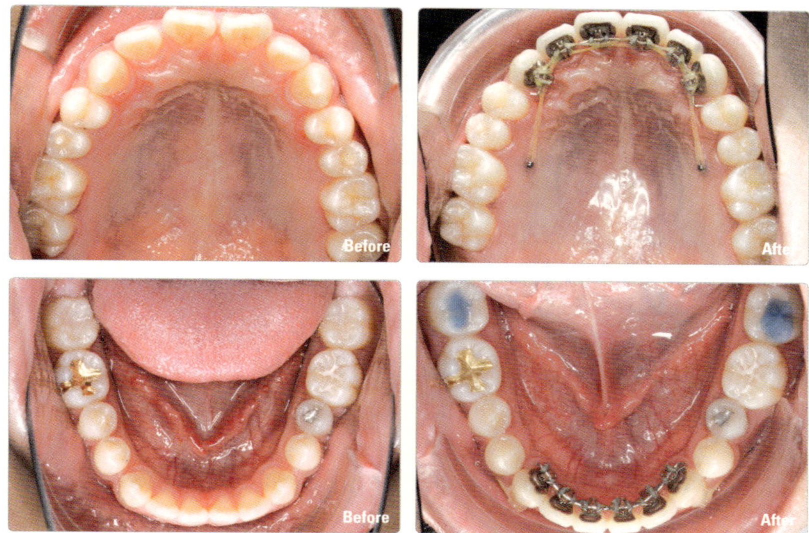

● 위아래 앞니의 씹는 면이 4개월 만에 가지런히 정리되었다. 상단 윗니, 하단 아랫니

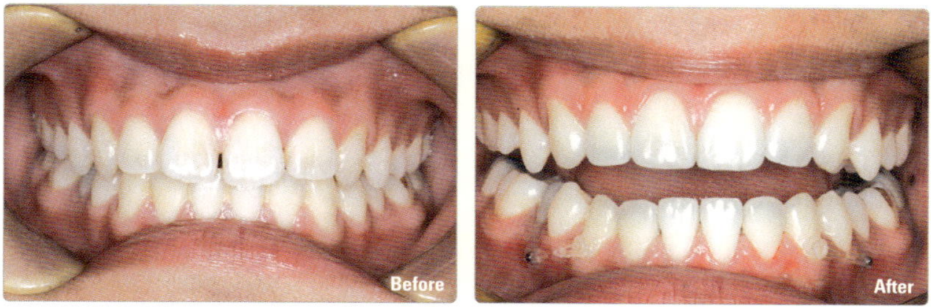

● 치료를 시작한 지 4개월이 지나자 치아 정면이 가지런하게 변화했다.

1 질기고 딱딱한 음식, 색소침착에 주의하자.

질기고 딱딱한 음식, 예를 들어 아몬드와 같은 견과류, 마른 누룽지, 뼈가 붙어 있는 삼겹살이나 육류 등은 장치탈락의 위험요소다. 그래서 이런 음식은 잘게 썰어 먹거나 아예 먹지 않는 것이 좋다. 장치가 탈락되면 치아는 힘을 받지 못하게 되고, 그러면 그 치아를 이동시키는 데 필요한 치료기간은 더 길어질 수밖에 없다. 또한 치아이동을 위해 고무줄을 끼우기도 하는데 이 고무줄은 음식에 의해 색소가 침착될 수 있다. 때문에 카레, 커피, 콜라처럼 치아에 색소를 침착시키는 음식물을 섭취했을 경우에는 먹자마자 곧바로 양치질을 해야 한다.

2 양치질이 가장 중요하다.

가장 중요한 것이 양치질이다. 교정을 하게 되면 입안에 장치를 붙이고, 그 위로 와이어가 지나가게 된다. 그런데 이 장치와 와이어 사이에 음식물이 잘 끼고, 양치질 또한 예전처럼 깨끗하게 할 수 없다. 그렇다고 양치질을 제대로 하지 않으면 장치 주변에 음식물찌꺼기가 쌓여 치태가 생기고 시간이 흐르면 그 치태가 치석으로 변한다. 치석도 문제지만, 치태가 쌓이면 치아표면을 부식시켜 하얗게 만드는데, 교정이 끝나고 장치를 떼어내면 장치 주변이 하얗게 변해서 보기 좋지 않다.

3 예약일을 반드시 지켜야 하는 이유

교정을 하게 되면 다음번 내원일을 미리 예약한다. 보통 4~8주 간격으로 예약일을 정하는데 이 날짜는 대충 빈 시간을 골라서 아무렇게나 정하는 것이 아니다. 치아를 이동시키기에 가장 좋은 시기를 골라 예약하는 것이다. 그런데 예약일을 잊어버리거나 다른 약속 때문에 내원을 하지 않아서 약속이 미뤄지면 그만큼 치아이동이 늦어지고 교정기간도 길어진다.

위의 3가지 주의사항은 연령에 상관없이 모든 교정에 해당하는 것이다. 명심해서 잘 지킨다면 더 만족스러운 결과를 얻을 수 있을 것이다.

13

복합적인 내 치아문제는
콤비치아성형으로

29세 남성인 S는 사랑하는 여자친구와 올해를 넘기기 전에 결혼하려고 계획하고 있다. 다른 예비 신랑들은 예식장을 보러 가고, 턱시도를 고르고, 청첩장을 찍는 등 온갖 준비에 여념이 없지만, 그는 다른 모든 것에 앞서 자신의 치아문제를 해결하고 싶다. S의 치아는 다른 사람들에 비해 크기가 작고, 그래서인지 치아 사이가 벌어져 배열이 좋지 않았다. 뿐만 아니라 어금니의 맞물림도 좋지 않았다. 진작부터 치과에 찾아가 상담받고 교정을 하려고 했지만, 시간이 없다는 핑계로 차일피일 미루게 되었던 것이다.

S는 결혼식에서 누구보다 아름답게 미소 짓는 신랑이 되고 싶은데, 치아 때문에 활짝 웃을 자신이 없다. 게다가 결혼 후 곧바로 유학을 떠날 계획도 세우고 있어서 다른 사람보다 마음이 더 급하다. S는 짧은 기간

안에 치아교정과 함께 최소한의 치아삭제만으로도 문제해결이 가능한 콤비치아성형을 권유받았다.

콤비치아성형이란 2~3개월 안팎의 치아교정과 저삭제 라미네이트 치아성형을 함께 하는 치료로, 짧은 기간에 치료하면서 치아를 보존하고 심미성을 극대화하는 장점을 갖는다.

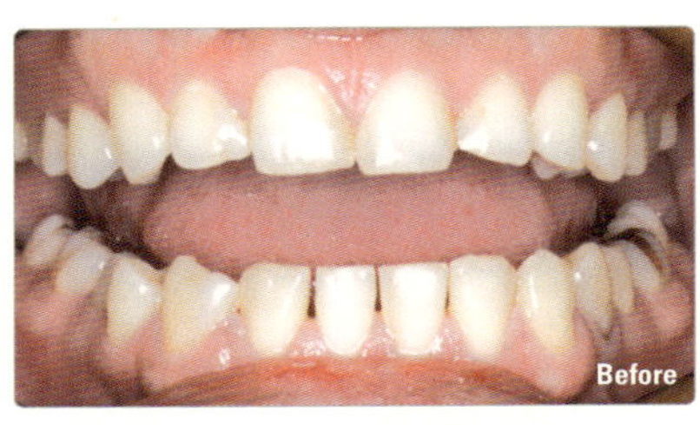

● 벌어진 치아와 변색된 레진 치료 수복물이 보인다.

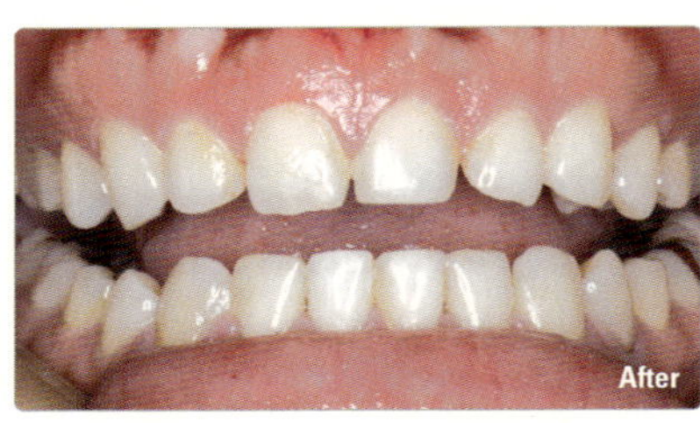

● 교정치료로 아래 앞니는 벌어진 공간을 모두 닫았고, 변색된 레진을 다듬어 정리했다. 위의 앞니는 교정치료로 어느 정도 배열을 만들어둔 상태다.

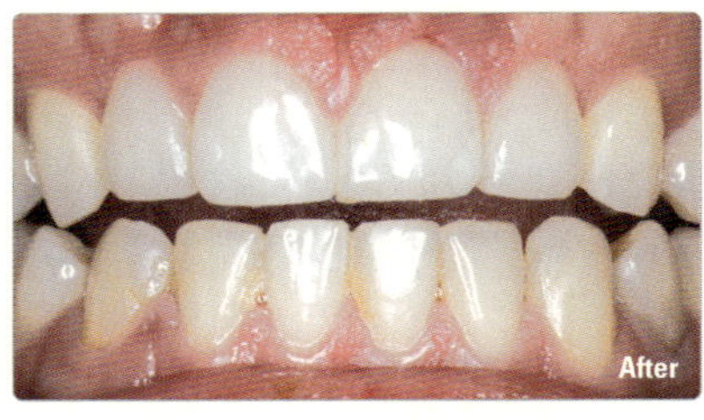

● 위 앞니 4개에는 치아삭제를 최소화한 스타일 비니어로 심미치료를 마무리했다.

덧니, 치아 사이가 많이 벌어진 상태, 주걱턱 등은 치아교정의 대상이 된다. 하지만 대부분의 사람들이 평소에는 치료의 필요성을 실감하지 못하다가, 특별한 행사를 앞두고서야 미리 치과에 가지 않았던 것을 후회한다. 앞에서 설명했듯이 설측교정이나 투명교정 등은 장치의 노출에 대한 부담이 적어 많이 선호하고 있다. 하지만 개인의 치아와 잇몸의 상태에 따라 그 치료기간에는 큰 차이가 있다. 보통은 6개월에서 2년 정도가 소요되고, 그 이상의 기간이 필요한 경우도 적지 않다.

그러나 어학연수를 앞둔 학생

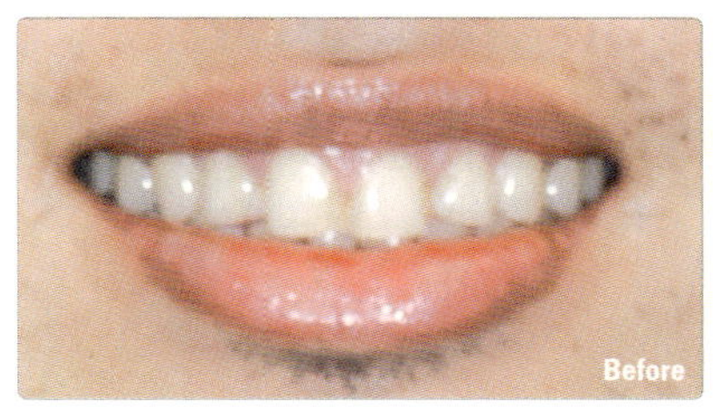

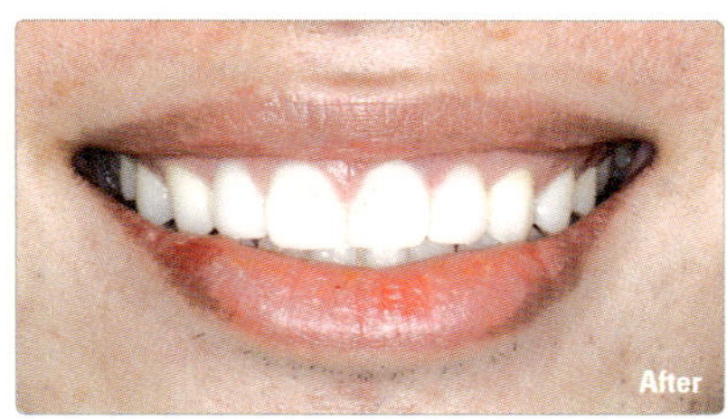

● 치료 전에 비해 훨씬 더 자신감 있는 미소를 갖게 되었다.

이나 S처럼 결혼을 앞둔 예비신랑처럼 시간이 촉박한 이들에겐 6개월도 너무나 긴 시간이다. 주로 연예인들이나 바쁜 직장인들이 선호하는 치아성형은 교정을 하지 않고 단기간에 치아모양을 획기적으로 개선하지만, 치아 사이가 많이 벌어져 있거나 치아가 심하게 삐뚤어진 경우에는 치아의 크기가 비정상적으로 커지거나, 치아삭제를 많이 해야 하기 때문에 선뜻 치료를 결심하지 못하는 경우가 많다. 치아교정만 하자니 시간이 너무 오래 걸리고, 치아성형을 하자니 치아삭제와 신경치료 때문에 걱정이 앞서기 때문이다. 하지만 이 두 가지 문제점을 모두 해결할 수 있는 방법이 있으니, 바로 콤비치아성형이다.

치아교정과 치아성형의 장점을 하나로 합쳤다

콤비치아성형은 치아의 모양이 좋지 않고 배열과 맞물림에도 문제가 있는 경우, 즉 여러 가지 문제를 복합적으로 가지고 있는 경우에 비교적 빠른 시간 안에 이 문제들을 해결할 수 있는 효과적인 방법이다. 치아가 벌어져 있거나 비뚤어진 부분을 교정으로 가지런하게 배열하고, 치열이 정리되면 그 위에 얇은 도자기판 같은 라미네이트를 붙여 모양을 예쁘게 만드는 복합치료다(라미네이트에 관해서는 25장에서 자세히 설명하겠다). 교정기간도 3~6개월 정도로 비교적 짧은 편이고, 빠른 시간 내에 건강하고 가지런한 치아로 변신할 수 있다.

성형과 교정의 단점을 보완하고 장점을 모은 콤비치아성형은 먼저 마찰력을 없앤 교정장치로 초기에 치아배열을 맞추기 때문에 이전의 교정치료에 비하여 기간도 짧아졌고, 통증도 적은 편이다. 그다음 단계로 치아성형을 통해 치아를 원하는 색상과 모양으로 만들어주기 때문에 비교적 짧은 시간 내에 모든 치료를 마무리할 수 있다.

아나운서 L은 어렸을 때 치아교정을 했지만 성인이 되면서 아래 치아가 조금 틀어진 상태였다. 본인은 아래 치아라서 잘 안 보인다고 생각했지만, 매일 진행하는 뉴스나 여러 가지 프로그램에서 말할 때 입술의 움직임이나 웃을 때 입 모양이 조금 어색하다는 지적을 받았다고 한다. 어릴 적 경험 때문인지, 치과에 대한 두려움과 공포가 남들보다 큰 편이라 치료를 망설였는데, 자신과 비슷한 경험을 가진 동료의 추천으로 필자의 병원에 방문하게 되었다. 몇 가지 기본 검사와 상담을 해보니 어색함의 원인이 위쪽 앞니의 크기가 조화롭지 못하다는 점, 그리고 아래 앞니의 배열이 틀어진 것 때문이었다. 위쪽 앞니 2개만 잘 보이고, 바로 옆의 치아들은 마치 없는 것처럼 보일 때도 있었다. 크기와 배열의 문제는

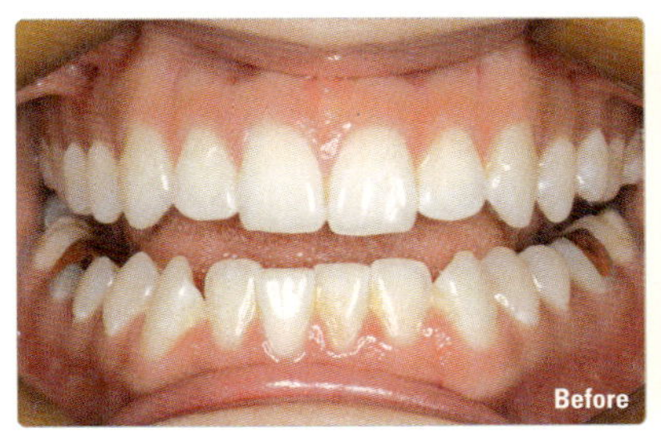
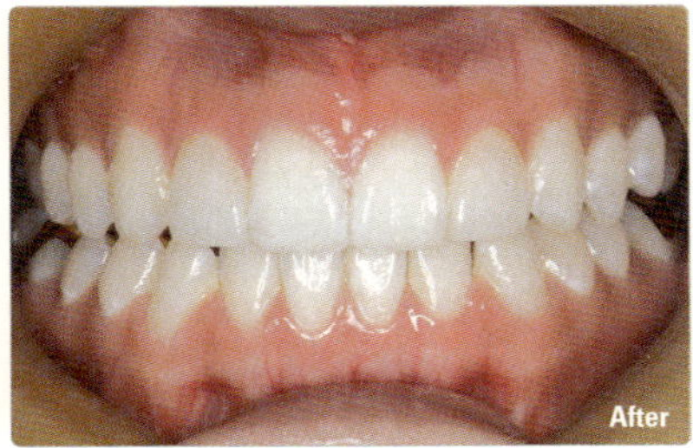

● 콤비치아성형으로 치아 크기와 배열의 문제를 해결했다.

입술의 조화로운 움직임을 방해하고, 인중과 연결된 윗입술의 가운데 부위만 활성화시키는 동적 부조화를 만들어내기도 한다. 아래 치아의 배열이 고르지 못한 것은 L 자신도 신경 쓰던 부분이었는데, 그래서인지 아래 치아가 보이지 않도록 의식적으로 노력한다는 점이 오히려 입술의 움직임을 부자연스럽게 만드는 것 같아 보였다.

아래 치아의 배열은 웃을 때보다 대화할 때 더 중요하다. 아래 치아는 아래턱의 움직임과 함께 상대방에게 매우 빈번하게 인식되는 부분이다. 누군가와 마주보고 대화를 할 때, 자신의 시선이 어느 쪽으로 자주 향하는지 떠올려보면 이해가 될 것이다. 우리는 생각보다 자주 상대방의 아래 치아에 시선을 둔다. 때문에 그 배열은 심미적으로 매우 중요하다. L 의 경우, 위쪽 앞니는 무삭제 라미네이트의 한 종류를 선택하여 작은 앞니 2개에 시행했고, 아래 앞니는 투명교정장치를 선택했다. 아래 앞니의 경우는, 배열이 고르지 않아 보기가 좋지 않을 뿐 아니라 지속적으로 위쪽 앞니의 배열을 방해하여 비정상적으로 치아를 마모시키고 균열을 일으킬 위험이 있었기 때문이다. 결과적으로 아래 치아가 위쪽 치아의 배열을 불리하게 만들 수 있어서 교정치료를 결정했고, 아나운서라는 직업적 특성과 비정기적으로 치과에 내원하게 될 것을 고려해서 뺏다 꼈다 할 수 있는 투명장치를 선택했다.

위쪽 앞니에 먼저 시행한 라미네이트는 치료 직후 매우 만족스러운 결과를 얻었다. 이로 인한 만족감과 기대감이 상승한 덕분에 L은 아래 치아의 투명교정에 대해서도 더욱 적극적으로 치료에 임할 수 있었다. 전체 치료기간은 4개월 정도였고, 치료를 시작하기 전에 L이 고민했던 시간문제와 통증에 대한 두려움은 걱정했던 것보다 적었기 때문에 더더욱 만족스러워했다.

투명교정을 포함한 치아교정에서, 치아의 이동원리는 다음과 같다. 치아에 지속적인 힘을 가하면 치조골(치아를 감싸는 뼈)이 부분적으로 흡수되고 반대편에 새로운 치조골이 생기면서 치아가 이동한다. 이 과정에서 치아배열이 가지런하게 정리되고 치아가 올바른 자리를 찾아가는 것이다. 하지만 치아이동 후 치조골과 치아를 연결하는(손목의 인대와 같은) 치주인대는 끊임없이 치아를 원래의 자리로 이동시키려 한다. 때문에 최소한 2년 정도는 고정성 유지장치나 보정장치를 통해 치아배열을 유지하는 것이 중요하다.

만일 이런 사후관리를 소홀히 하면 치아가 원래 있던 자리르 돌아가려는 회귀현상이 일어나 결국 재교정을 해야만 하는 귀찮은 상황이 발생한다. 이런 경우, 회귀의 정도가 심하지 않다면 부분교정이나 투명교정과 같은 비교적 간단한 치료를 통해 치열을 바로 잡을 수 있다. 앞에

서 알아본 바와 같이 부분교정이란 교정이 필요한 부분의 치아 몇 개에
만 교정장치를 붙여 치아를 가지런하게 만드는 방법으로 치료기간이 짧
은 것이 장점이다. 투명교정은 끼웠다 뺄 수 있는 장치로 치아배열을 바
로 잡아주는 방법이다.

그러나 치열이 거의 원래의 자리로 돌아올 만큼 회귀현상이 심하다면
1~2년 정도 전면적인 재교정을 받아야 한다. 힘들겠지만 그 기간 동안
에는 교정장치를 붙이고 양치질이나 식사를 할 때 겪었던 불편함을 다
시 감수해야 한다. 또한 교정장치 때문에 발음이 부정확해지는 문제 역
시 또다시 겪어야만 한다. 막상 이런 현실이 내 문제로 닥치면 눈앞이
캄캄해진다. 그래서 선뜻 결단을 내리지 못하는 환자들도 많다.

재교정의 두려움,
콤비치아성형으로 날려버리자

이런 경우는, 복합적인 치아문제를 해결해줄 수 있는 콤비치아성형을
고려해볼 수 있다. 초기에 1차 교정장치로 치아배열을 최대한 가지런하
게 맞춘 뒤, 최소한의 치아성형을 통해 치아의 모양과 각도를 원하는 대
로 만드는 것이다. 콤비치아교정은 교정이나 치아성형 한 가지만으로
해결할 수 없었던 문제를 해결하는 방법이다. 교정과 치아성형이 가진
장점을 합해서 업그레이드한 방법이라고 보면 된다. 교정기간은 4~6개
월로 비교적 짧은 편이고, 일반적인 치아성형보다 치아삭제량이 적다.

그래서 재교정에 두려움을 가진 30~40대 전문직 종사자들이 선호하는 편이다.

콤비치아성형은 교정만으로 치아배열을 맞추는 것이 아니기 때문에 치료 후에 치아가 다시 제자리로 돌아가는 회귀현상에 대한 위험성도 상대적으로 낮다. 특히 골격적으로 치아에 문제가 없고 30대 이후에 치아배열이 흐트러지는 등 앞니의 부정교합이 심해진 경우라면 이러한 치료방법을 고려해볼 만하다.

그러나 콤비치아교정도 치아이동에 따른 회귀경향이 전혀 없다고 장담할 수는 없다. 다른 교정방법과 마찬가지로 꾸준히 관리를 해야 한다. 칫솔과 치실로 꼼꼼하고 세심하게 양치하는 습관을 들이고, 가급적 6개월에 한 번씩 치과에서 검진을 받는 게 좋다.

치아교정이 필요하다고 느끼는데도 불구하고, 많은 사람들이 교정장치 부착에 대한 부담이나, 씹고 말하는 것에 대한 불편함 때문에 망설인다. 하지만 벌어지거나 비뚤어진 치아를 그대로 방치하면 점점 더 심해질 뿐만 아니라, 치아가 겹쳐진 부분에 충치가 생길 수 있고 잇몸질환도 쉽게 발병한다. 그래서 치아교정은 좋은 인상뿐만 아니라 치아건강을 위해서도 꼭 필요한 치료다.

치아는 사람의 인상을 크게 좌우한다. 톱스타 이병헌과 줄리아 로버츠를 생각해보자. 만약 두 사람의 치아가 희고 고르지 않다면 그처럼 밝고 매력적인 미소를 팬들에게 보여줄 수 있을까? 그들의 좋은 인상은 어쩌면 아름다운 치아에서 시작되는 것인지도 모른다. 치아 때문에 매력이 한층 더 업그레이드된 연예인들 때문에 최근 치아성형에 대한 관심이 더더욱 뜨거워지는 것 같다. 몇몇 연예인의 치아성형이 언론에 소개되면서 치아성형과 치아교정을 헷갈리거나 이 두 가지 치료방법을 혼동하는 경우가 종종 있다. 하지만 치아교정과 치아성형은 근본적으로 전혀 다른 치료방법이다.

우선 치아교정은 치아를 움직여서 잘못된 배열을 바르게 하는 치료를 말한다. 사람의 치아는 치조골에 단단히 뿌리내리고 있기 때문에 치아를 이동시키려면 브래킷이나 와이어를 이용해 지속적으로 힘을 가해야 한다. 지속적으로 힘을 받은 치아들은 서서히 이동하면서 움직이는 방향의 뼈가 세포활동에 의해 흡수된다. 그리고 그 자리로 치아가 이동할 수 있다. 치아가 이동하고 난 빈 공간은 치조골이 새로 형성되면서 대체된다. 이렇게 치아의 뼈가 흡수되고 새로운 뼈가 생성되는 과정을 반복하면서 치아는 이동한 위치에서 정상적으로 자리를 잡게 된다.

만약 치아가 이동하면서 바르게 자리 잡을 공간이 부족하다면 치아교정 치료 자체가 불가능하기 때문에 이 공간을 확보하기 위해서 치아교정을 할 때 발치를 하기도 한다. 한편, 치아성형은 치아의 형태와 색깔을 조화롭게 만드는 것이다. 대표적인 치아성형의 방법인 라미네이트는 벌어지거나 경미하게 비뚤어진 치아 위에 0.5~0.7mm 두께의 성형 세라믹을 붙이는 것을 말한다. 경우에 따라 치아를 전혀 삭제하지 않거나 0.5~1.0mm 정도 삭제하기도 한다. 자연스러우면서도 영구적인 치아미백 효과를 얻을 수 있으며 치료에 걸리는 시간도 10일 정도에 불과해 '열흘간의 치아교정'이나 '다빈치 치아성형', '매직 치아성형'이라고도 불린다. 치아성형은 시술방법이 비교적 간단하고, 짧은 기간 안에 전체적인 이미지 변신이 가능하기 때문에 심미적인 효과가 아주 뛰어나다. 라미네이트에 대해서는 이 책의 2부에서 자세히 알아볼 것이다.

14
이 나이에 교정을
시작해도 될까?

건강하고 아름답게 나이 들고 싶지 않은 사람이 있을까? 안티에이징anti-aging을 넘어 웰 에이징well-aging, 컨트롤 에이징control-aging 같은 신조어들은 그런 바람과 관심을 잘 보여준다. 그래서인지 요즘 치과에 치아교정을 하려고 찾아오는 사람들은 그 연령대가 점점 더 광범위해지고 있다. 20~30대는 물론 50~60대 이후에도 치아교정을 하는 사람들이 늘어나는 추세다.

과개교합이나 치아가 틀어지는 것과 같은 부정교합은 나이가 들수록 증상이 더 악화되는데, 치아기능에 문제가 생기는 것은 물론이고 얼굴 모양까지 변화시킬 수 있다. 이러한 변화는 얼굴의 지방과 탄력을 감소시킬 뿐만 아니라, 입매가 더 돌출되어 보이거나 전체적으로 얼굴이 더 나이 들어 보이게 만들기도 한다. 때문에 치아교정을 통해 좀 더 건강하고 젊은 치아와 자연스럽고 환한 미소를 되찾고 지키려는 노력을 하는 것이다. 이러한 아름다운 변화를 위해서는 용기 있는 선택이 필요하다.

60대 초반의 주부 K는 위아래 앞니가 모두 삐뚤삐뚤했다. 젊었을 때에는 그냥 '이 정도는 괜찮지 뭐' 하고 살았는데, 나이가 들수록 점점 더 삐뚤어지더니 앞니가 튀어나오기까지 했다. 나이가 드니 치석도 더 잘 생기고, 잇몸까지 내려가 이제는 어디 가서 마음 편하게 웃을 수도 없는 지경이 되었다. 그런데다 위아래 앞니가 제대로 맞물리지 않고 벌어지면서 앞니로 음식을 베어 무는 것조차 어려워졌다. 가끔 턱에서 딱딱 하는 소리가 나거나, 입이 잘 안 벌어지는 경우도 있었다.

이가 들쑥날쑥해지니 자신의 웃는 모습이 점점 보기 싫어졌고, 웃고 싶은 마음이 사라지니 사진을 찍는 것도 자꾸만 피하게 되었다. 그런 자신을 발견한 K는 매우 속상했다. 나이는 비록 60대이지만 마음은 아직 청춘이었기 때문이다. 나이가 어떻든 간에, 여자라면 누구나 젊어 보이고 싶고, 예뻐 보이고 싶은 게 당연한 것 아닌가?

하지만 60대의 나이에 치아교정을 시작하자니 엄두도 안 나고, 치과에 가봐도 특별히 치아교정을 추천하지 않았다. 내심 서운한 마음까지 들었다고 한다. 치과에서 상담을 받아보면, 일반적인 치과의사들은 치아를 삭제하고 씌우는 방법을 추천했다. 하지만 K는 치아만큼은 평생 동안 매우 꼼꼼히 관리해온 터라 건강한 치아를 일부러 깎거나 그 위에 뭘 덧씌우고 싶은 마음이 없었다.

그러던 어느 날 다섯 살 아래의 친동생이 치아교정을 시작했다는 이야기를 들었다. 치아가 고르게 펴지고 인상이 달라진 후로, 동생은 하루 하루가 무척 즐거워졌다고 했다. 동생의 이야기를 듣고 K는 새로운 교정치료술이 나왔다는 사실을 알게 되었다.

100세 시대,
치아교정에 늦은 나이란 없다

치아교정에 늦은 나이는 몇 살부터일까? 사실 치과의사들도 '몇 살부터는 치아교정을 하기에 늦다'라고 정확히 말할 수 없다. 불과 몇 년 전만 해도 분위기가 달랐는데, 최근에는 치아교정을 희망하거나 고려하는 중장년 이상의 성인들이 빠르게 증가하고 있다. 과거에는 나이가 들면서 틀어지거나 튀어나온 치아도 노화현상에 따른 자연스러운 변화라고 받아들였으나, 요즘은 그렇지 않다. 의학과 과학의 발전에 따라 치과치료술도 눈부시게 발전했고, 새로운 치료술의 발전은 사람들의 모습뿐 아니라 생각과 행동을 변화시켰다.

80세가 넘을 때까지 자연치아를 건강하고 아름답게 유지하는 것은, 평생 꾸준히 관리하고 노력한 결과다. 노화현상으로 인해 치아가 변형되는 것 역시 바꿀 수 있다. 특히 요즘 60대는 예전의 60대와 달리 사회활동도 왕성하게 하고 신체적으로나 정신적으로나 '노년'이 아니라 '중년'에 가깝다. 그러므로 나이 때문에 포기해 치아변형을 방치해서는 안 된다. 문제가 있는 치아일수록 치아나이의 시계는 점점 더 빨리 간다.

따라서 어느 순간이 되면 자연치아를 내보이며 멋지게 웃을 수 있는 가능성 자체가 사라진다. 아무리 많은 돈과 시간, 노력을 지불한다 해도 되돌릴 수 없는 일이다.

필자는 교정을 하기에 가장 알맞은 시기는, 자신이 교정치료를 받아야겠다고 마음먹은 바로 그 순간이라고 생각한다. 이상하게도 나이가 많은 성인일수록 누군가의 추천이나 권유, 설득이 없으면 마음속의 소리를 잘 듣지 못한다. 아니, 들으려 하지 않는다. 하지만 필자의 눈에는 나이가 들어서 교정치료를 하는 것이 자신을 꾸준히 사랑하고 계발하며, 더 즐겁게 살기 위해 노력하는 모습으로 보인다. 100세 시대를 넘어 120세 시대를 내다보는 시점에, 나이가 들수록 자신을 더 열심히 가꾸고 사랑하는 것은 끝까지 삶을 멋지게 살아가는 모습이다.

교정치료는 분명 나이와 상관없이 할 수 있다. 다만 나이에 따른 치조골의 반응과 혈류량의 변화 등으로 인해 반응하는 속도가 다를 수는 있다. 성장기에 특별한 사정으로 교정치료를 못 받았거나 교정치료의 필요성을 뒤늦게 깨달았다고 하더라도 '치료받기엔 너무 늦었어'라거나 '이 나이에 교정은 불가능할 거야'라고 생각할 필요가 없다. 먼저 치과를 방문해 상담해보기 바란다.

거듭 강조하지만, 부정교합을 계속 방치하면 나이가 더 든 후에 치아들이 좋지 못한 방향으로 이동하면서 치아가 쓰러지거나 치조골이 점점 상한다. 그러면 씹는 기능에도 문제가 생긴다. 교정치료는 심미적인 목적보다 치아가 계속해서 제 기능을 잘할 수 있도록 돕는 것이 우선이다. 교정치료를 통해 부정교합을 바로잡으면 치아도 건강해지고 잇몸의 상태도 좋아진다.

현재 필자의 병원에서 교정치료를 하고 있는 환자 중 성인의 비율은 꾸준히 증가하고 있는데, 필자의 경험에 따르면 연령과 교정치료의 성공 여부는 별다른 연관이 없었다.

외모를 더 젊어 보이게 하는 효과도 있지만, 치열을 더 건강하게 만들어주기 위해서는 성인에게도 교정치료가 중요하다. 하지만 1년 이상의 교정기간이 너무나 부담스럽고, 남들의 시선이 신경 쓰인다면, 앞에서 설명한 인코그니토 라이트를 고려해 보는 것도 좋다. 인코그니토 라이트는 나이 들면서 가장 틀어지기 쉬운 앞니만 고르게 배열하는 맞춤형 앞니 설측교정이다. 물론 모든 경우에 가능한 것은 아니다. 앞니의 배열에만 문제가 한정된 경우에 가능하다.

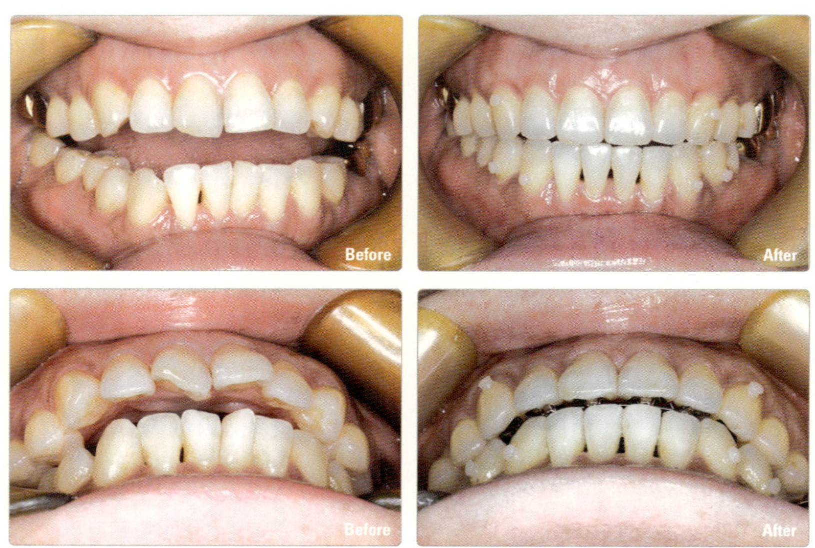

● K는 건강한 치아 맞물림을 회복했고 삐뚤삐뚤한 배열도 반듯해졌다. 상단 앞모습, 하단 아래에서 본 모습

앞에서 소개한 K 역시 예순이 넘은 나이였고, 교정장치가 밖으로 보이는 것은 너무나 부담스러운 일이라고 했다. 특별히 직장생활을 하는 것은 아니지만 사람을 만날 일도 많고 사적인 모임도 많은 편이었다. 그래서 만약 바깥으로 보이는 교정장치를 하면 너무 신경 쓰이고 불편할 것 같다며 선뜻 결정을 내리지 못했다. 결국 고민하느라 시간만 가버린 셈이다. K는 자신이 치아교정을 하고 있다는 사실을 주위 사람들에게 알리고 싶지 않았다. 남편도 모르게 할 수 있다면 그렇게 하고 싶었다. 교정기간을 최대한 줄이고, 아프지 않으면서도 효율적인 방법을 원했다. 필자는 그녀의 이야기를 다 들은 후에 인코그니토 라이트를 추천했고, 그 결과는 K는 물론이고 필자에게도 매우 만족스러웠다.

15

속도와 안전성은 높이고
고통은 줄여주는 엑셀덴트

치아교정을 시작하는 환자들이 가장 많이 묻는 질문은 다음과 같다. 얼마나 걸리나요? 아프지 않을까요? 치아뿌리가 약해지지는 않을까요? 교정이 끝나고 치아가 원래 있던 자리로 다시 되돌아가면 어떻게 하죠?

의사인 나도 더 빠르고 안전하며, 아프지 않고 영구적으로 치아교정 치료를 하고 싶다. 이러한 바람에 조금은 희소식이 될 수도 있는, 교정치료 가속화장치를 소개한다.

제목에서 힌트를 얻을 수 있듯이 일단 치아교정을 조금 더 빠르게 진행시킬 수 있는 장치라고 보면 된다. 거기에 치아이동에 따른 통증을 줄여주고, 교정치료에서 나타날 수 있는 치아뿌리의 흡수현상을 줄이며, 치조골의 생역학 반응을 활발하게 일으킴으로써 치료 후에 나타날 수 있는 회귀현상을 예방하는 장치다. 이러한 혁신적인 보조장치는 2009년 유럽 치의학계에서 먼저 사용하면서 여러 가지 임상자료와 근거를 축적했고, 이를 토대로 2011년에 미국 FDA의 승인을 얻었다. 2012년 미국 치아교정학회에 소개되면서 최근에는 국내에서도 관심을 받기 시작한 엑셀덴트Acceledent다.

앞에서도 여러 번 설명했듯이, 치아교정의 기본원리는 지속적인 교정력을 가함으로써 치아 주변의 치조골을 원하는 방향으로 재형성시키는 것이다. 기존의 장치가 치아 주위 조직에 더하는 힘이 정적인 힘이었다면, 치아교정 가속장치 엑셀덴트는 동적인 힘을 더함으로써 세포활성과 혈류증가를 도모한다. 결과적으로 치아이동에 필요한 치조골이 좀 더 빠르고 안전하게 재형성되는 것이다. 연구에 따르면, 엑셀덴트를 사용하면 장치를 사용하지 않았을 경우에 대비해 교정기간이 약 38~50%나 줄어든다고 한다. 교정치료를 하는 환자는 매일 엑셀덴트를 입에 물고 20분씩 작동시켜 30Hz에 달하는 미세한 진동을 전달받음으로써 치아이동에 따른 통증을 감소시킴과 동시에 치료속도를 증진시키는 두 마리 토끼를 동시에 잡을 수 있다.

30대 초반의 컨설턴트 겸 강사인 P는 나무랄 데 없는 매너와 외모를 가지고 있지만, 돌출입으로 인해 인상이 강해 보였다. 잘못 보면 화가 난 것처럼 보이기도 했다. 그런 인상을 개선하기 위하여 필자의 병원을 찾아 치아교정을 시작했다. 치아배열 자체는 문제가 없었지만, 과개교합이 있었고, 위쪽 치아가 앞으로 나와 가만히 있을 때 입을 자연스럽게

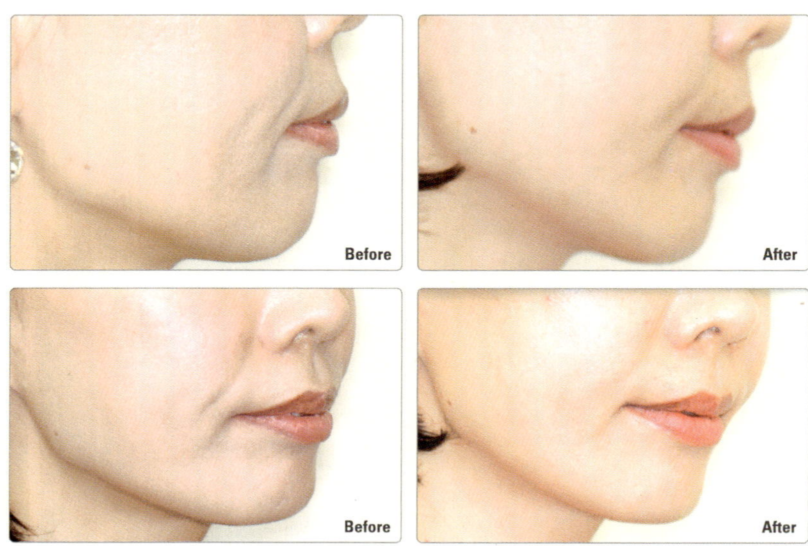

● 인코그니토 교정으로 돌출입이 들어갔고 과개교합 문제를 해결했다. 상단 옆모습, 하단 턱과 입매

다물지 못했다. 입을 다물려면 억지로 입에 힘을 주어야 다물어졌고, 약간 불편했다.

필자는 인코그니토를 추천했다. 겉으로 드러나 보이거나 발음에 별로 지장을 주지 않기 때문이다. 마침 P와 비슷한 입모양을 가진 P의 친동생도 거의 같은 시기에 같은 방법으로 교정을 시작했다.

치아교정에 적응하는 것은 개인마다 차이가 크다. 아무리 형제자매여도 반응이 매우 다른 경우가 많다. 실제로 P의 동생은 통증이나 불편감도 별로 호소하지 않았고, 입안의 상처나 구내염도 거의 발생하지 않았다. 하지만 P의 경우는 교정장치가 붙어 있는 것 자체를 불편해했고, 그러다 보니 제대로 먹을 수가 없어 식사량도 줄어들었다. 유난히 힘들어

하는 모습이 신경 쓰여, 필자는 그 무렵 국내에 처음 도입된 엑셀덴트를 소개했다. P는 그런 신기술이 있다면 바로 해보고 싶다고 했다.

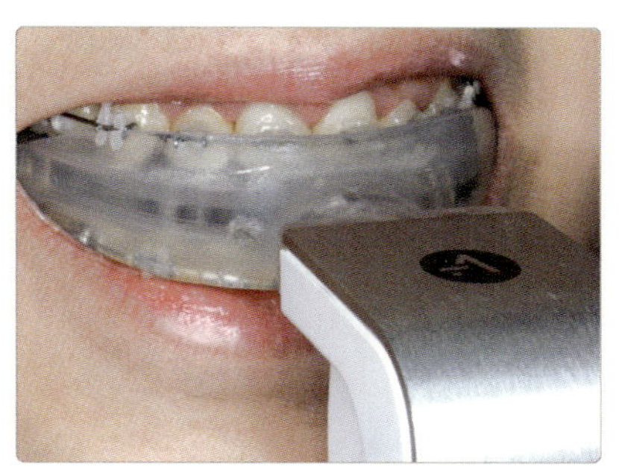

● 엑셀덴트 장치를 사용하는 모습

P는 하루도 거르지 않고 엑셀덴트를 사용했다. 엑셀덴트를 사용하자 거의 비슷하게 교정치료를 시작한 동생에 비하여 훨씬 속도가 빠르게 진행되었다. 그 결과 교정을 시작한 지 9개월 만에 돌출입 교정을 마쳤고, 원하는 모습으로 환하게 웃을 수 있었다. 치료 전에는 위아래 앞니가 약간 틀어져 있었고, 다물었을 때 위의 앞니가 아래 앞니의 2/3 이상을 덮는 과개교합이었다. 그리고 위아래 송곳니의 위치도 2급 돌출 경향을 보였었다. 교정치료로 윗니를 전체적으로 밀어넣자, 이를 뽑지 않았는데도 치료 후 윗입술의 모양과 돌출도가 감소했다. 돌출도의 감소도 중요하지만, 그 과정에서 나타난 얼굴 모양의 변화와 치조골 전반의 개선이 매우 만족스러운 경우였다.

더구나 과개교합의 개선으로 이후 교정결과의 안정성을 높이고, 치아의 노화와 균열 등을 효과적으로 예방할 수 있게 되었다.

자그마한 얼굴에 귀여운 외모를 가진 B는 중고등학교 때부터 빈번하게 발생한 충치 때문에 치과에 자주 다녀야 했다. 충치가 빈번하게 발생하는 이유는 삐뚤게 배열된 치아와 덧니도 한몫을 했지만, 더 큰 문제는

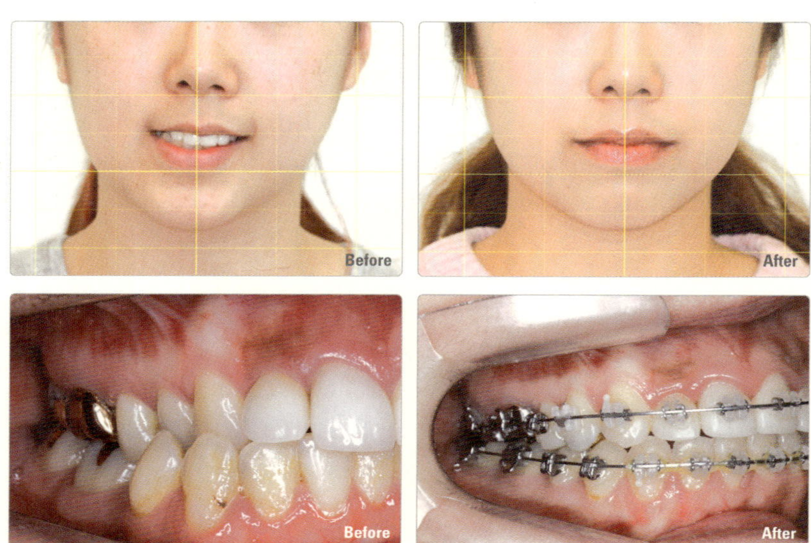

● 엑셀덴트를 사용해 치아교정의 속도를 높였고 통증도 줄였다.

비정상적으로 물리는 위 치아와 아래 치아의 부정교합이었다. 부정교합 때문에 얼굴이 점점 비대칭으로 보이기도 했다. 성인이 된 후에 B는 최대한 빠르고 아프지 않게 교정치료를 하기를 원했다. 필자에게 치아교정으로 비대칭의 얼굴을 제대로 바로잡을 수 있는지를 물었다.

이 시기에 국내에 도입된 엑셀덴트는 치아교정 가속화 장치로, 앞서 설명한 대로 환자가 집에서 매일 20분 정도 입에 물고 있으면 미세한 진동 주파수가 치아와 치아골막, 치주인대에 전달된다. 그럼으로써 치아교정의 속도와 효율성을 높이고, 치아이동에 따른 통증을 경감시킨다고 알려진 장치다.

필자는 B에게 엑셀덴트를 소개했고, 교정장치의 종류는 비마찰 브래킷의 한 종류인 SL-C를 추천했다. 이 장치는 교정장치와 그 안에 들어가는 와이어 사이의 결찰을 클립방식으로 열고 닫게 함으로써 계면 사이의 마찰력을 감소시킨 것이다. 덕분에 통증이 줄어들고 치아이동의 효율이 높은 경향이 있다.

안면 비대칭은 대부분 수술로 치료해야 한다고 잘못 알려진 경우가 많다. 하지만 비대칭의 원인이 치아의 부정교합 때문이라면, 치아교정을 통해 안면 비대칭을 개선하고 치료할 수 있다. B의 경우에도 이러한 부분에 대한 설명을 충분히 들은 후 치료계획을 완성할 수 있었다.

치료를 시작 후에 B는 매일 엑셀덴트를 통해 치아교정 가속화 운동을 병행했다. 치료 경과 3개월 즈음에 치아이동에 따른 통증의 정도를 0~10 사이의 숫자(숫자가 높을수록 통증이 심하다)로 알려달라고 말했다. 그때 그녀가 표현한 통증지수는, 치과에서 정기적인 치료를 받은 날부터 3일 정도는 2~3 정도이고, 그 이후에는 1~2 정도라고 답했다. 또한 치아이동의 효율성 역시 우수해서 6개월 경과 후 치아의 부정교합이 상당부분 개선되었다. 뿐만 아니라 안면 비대칭은 거의 해소되어 활짝 웃는 시원한 웃음을 볼 수 있었다. 매번 예쁘게 웃으며 치료대에 앉아 있는 B를 보는 것은 필자에게도 큰 보람과 기쁨이었다.

의학은 그 시대의 문화, 사회와 밀접한 관련이 있다. 동시대와 호흡하며 발전한다고도 볼 수 있다. 최근 의학이 집중하는 주제와 화법은, 건강한 기능을 기본 전제로 두고, 아름다움과 개성을 발휘할 수 있도록 하는 것으로 확장되고 있다. '이것이 왜 아름답게 느껴질까'를 생각하다가 그 아름다움을 분석하고, '이런 모습을 왜 이 시대의 미인의 전형이라고 말할까'를 분석하다가 개개인의 특징에 따른 변형된 기준을 만들어낸다. 똑같지 않지만 저마다 아름다운 특징과 조화를 찾으면, 말할 때나 웃을 때 그 사람의 고유한 개성을 아름답게 보여줄 수 있다. 또한 표정에 다양한 감정을 담을 때, 심지어 참울하거나 기분이 언짢을 때조차도 그렇다. 현대 의학은 이 부분에 대해 지속적으로 연구해 환자들에게 여러 해결책을 제안해왔다.

균형과 조화, 절제를 담은 아름다운 얼굴은 어떤 얼굴일까? 미소, 입술, 치아의 색과 크기, 배열의 완성을 도와주는 치료법들은 매우 다양하게 발전되어왔다. 예를 들어, 라미네이트 비니어는 오래전부터 인정받으며 발전해온 시술이다. 또한 치아미백은 더 빠르고 안전해졌고, 주사요법은 자칫 비뚤어지거나 과해 보일 수 있는 미소의 동적기능을 조화롭게 만들어준다. 나이가 들어감에 따라 패이거나 좌우가 다르게 비뚤어지는 얼굴 라인을 바로잡기 위해 입 안쪽에서 시술하는 여러 종류의 비수술적인 재건과 재생치료술 역시 눈부시게 발전해왔다. 치과에서 이루어지는 이러한 혁신적인 치료법들은 과거에는 치료가 가능하리라고 상상하지도 못했던 많은 문제들을 아프지 않고 편안하게 도와주는 의학적 해법이 되고 있다.

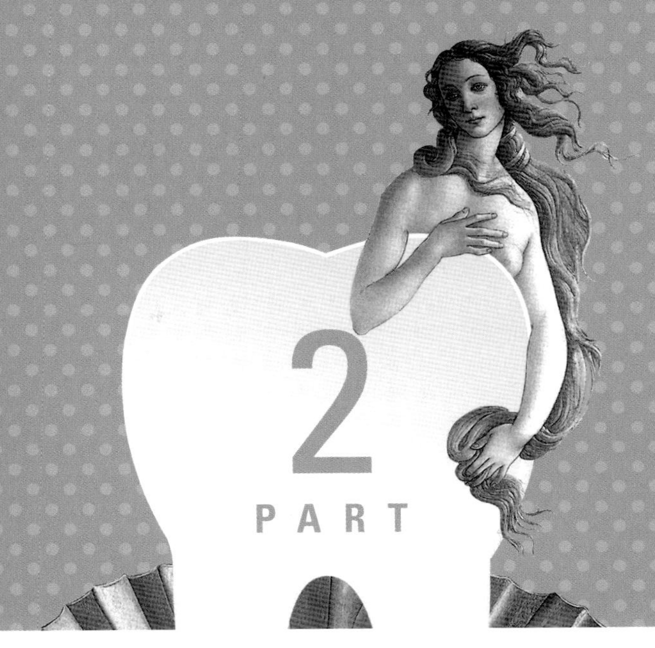

진정한
아름다움은
치과에서 완성된다

치/아/성/형

16

미묘한 차이지만
너무 큰 차이, 미소

'바람과 함께 사라지다'라는 영화를 생각하면 가장 먼저 떠오르는 것이 여주인공 역을 맡은 비비언 리의 탁월한 연기와 강렬한 눈빛이다. 열정이 넘치는 가정주부였던 비비언 리는 영화 '바람과 함께 사라지다'의 주인공을 뽑는다는 소식을 듣고 영화사를 찾아갔다. 그리고 최선을 다해 자신의 기량을 선보였지만, 오디션이 끝난 뒤 감독이 고개를 저으며 탈락임을 알렸다. 비비언 리는 너무나 아쉬웠지만 밝게 미소 지으며 인사를 하고서 뒤돌아 발걸음을 옮겼다.

그런데 비비언 리의 그 미소를 본 감독은 그녀를 단번에 여주인공으로 캐스팅했다. 오디션에 떨어져 실망했을 것이 분명한데도 시무룩해지기는커녕 밝게 미소 지으며 등을 돌리는 그녀의 모습에서 감독은 스칼릿 오하라의 모습을 발견한 것이다. 모든 것을 잃고 나서도 "내일은 또

내일의 태양이 떠오를 거야.”라며 당당하게 일어서던 스칼릿 오하라의 모습과 오디션에서 떨어지고도 아름답게 미소 지었던 비비언 리의 모습이 너무나도 완벽하게 맞아 떨어진 것이다. 이렇듯 한순간의 미소가 운명을 바꾸기도 한다.

미소는 직접적인 의사소통은 아니지만 굉장히 강력한 소통의 도구다. 특히 첫인상을 결정짓는 데 무척 중요한 역할을 한다. 우리는 미소를 통해 스스로에 대해 어떻게 생각하는지를 표현할 수 있고, 주변 사람들이 나를 어떻게 생각할지를 결정하는 데 큰 영향을 미칠 수 있다. 미소의 영향력은 다시 나에게 전달되어 자신감, 존중, 호감, 신뢰 등의 많은 감정을 타인에게 전달하거나 공유하고자 할 때 다리 역할을 하기도 한다.

일상의 모든 것이 우리의 미소와 함께 시작된다고 해도 과언이 아니다. 그래서 매력적인 미소는 삶을 풍요롭게 하고, 우리를 둘러싼 많은 기회들과 만나게 해준다. 하지만 아름다운 미소를 만드는 일은 생각보다 쉽지 않다. 선천적으로 자연스럽고 예쁘게 미소 지을 수 있다면 더할 나위 없이 좋겠지만, 스스로도 만족할 만큼 아름다운 미소를 만들어낼 수 있는 사람이 과연 얼마나 될까? 특히 치아에 자신감이 없는 사람은 자신도 모르게 미소와 점점 멀어진다.

심미치과치료 분야에 대변혁을 가져오고 있는 인코그니토, 자신의 치아를 최대한 보존해줄 뿐 아니라 빠르게 예쁜 미소를 되찾아주는 저삭제 라미네이트, 변색과 마모에 강하고 한 번의 치과 방문만으로 치료할

다음의 질문에 예 혹은 아니오로 답해보자.　　　　　　　　　　예　　아니오

1　미소를 지을 때 자신감이 없고 왠지 당당하지 못하다.　□　□

2　활짝 웃거나 미소 지을 때 손으로 입을 가리곤 한다.　□　□

3　사진을 찍을 때 정면보다는 측면에서 찍히는 것을 더 좋아한다.　□　□

4　잡지에서 환하게 웃고 있는 모델들을 보면 부럽다.　□　□

5　거울을 보며 환하게 웃을 때, 치아나 잇몸에서 바꾸고 싶은 부분　□　□
　들이 보인다.

6　치아가 더 환하고 하얗게 보이기를 희망한다.　□　□

7　웃을 때 드러나는 치아의 개수가 너무 많거나 너무 적다고 생각　□　□
　해본 적 있다.

8　웃을 때 드러나는 잇몸의 면적이 너무 넓거나 너무 좁다고 생각　□　□
　해본 적 있다.

9　치아의 길이가 너무 길거나 너무 짧다고 생각해본 적 있다.　□　□

10　치아의 폭이 너무 넓거나 너무 좁다고 생각해본 적 있다.　□　□

11　치아의 모양이 너무 각이 져 있거나 너무 둥글다고 생각해본 적　□　□
　있다.

12　치아의 크기나 모양, 배열을 개선하고 싶다고 생각해본 적 있다.　□　□

13　웃는 모습이 아름답다는 칭찬은 별로 들어보지 못했다.　□　□

14　가급적 치아를 드러내지 않으려고 모나리자 미소를 짓는 편이다.　□　□

'예'라고 대답한 항목이 몇 개인지 세어보자.

0~5개 : **미소천사** 아름다운 치아로 자신 있게 활짝 웃는 사람
6~10개 : **애매한 미소의 모나리자** 치아 때문에 활짝 웃기를 망설이는 당신
11~15개 : **웃지 않는 공주** 남들에게 내 치아를 절대 보여주고 싶지 않은 사람

수 있는 하이브리드 레진, 원데이one day 원아워one hour 치아 화이트닝 등
과 같은 시술들이 이미 상당히 대중화되었다. 이처럼 재료와 기술이 눈
부시게 발전하고 있고, 앞으로는 더 많은 사람들이 더 간편하고 더 정교
하게 삶의 질을 개선하고 자존감을 높이며 죽을 때까지 튼튼하고 아름
다운 치아를 가지게 될 것이다.

아름다운 미소는 건강하고 자신감 있는 마음에서 만들어지기도 하지
만, 그럼에도 불구하고 외모에서 어딘지 모르게 어색하고 부족한 부분
이 발견된다면, 의학의 도움으로 조금 더 완벽하고 아름다운 미소를 가
져보는 것도 나쁘지 않을 것이다. 앞에서 진단해본 자신의 미소를 더 멋
지고 아름답게 만들어갈 수 있는 방법들에 대해 알아보자.

'썩은 미소'는 이제 그만

스포츠 전문기자인 K는 부정교합과 치아돌출 때문에 치과를 찾았다. 그
는 늘 사람을 만나야 하는 기자라는 직업의 특성 때문에 치과의 문을 두
드리면서도 사실 걱정이 많았다. 교정장치 때문에 자신의 단정하고 반
듯한 이미지가 망가지지는 않을지, 발음이 부정확해져서 대화에 어려움
이 생기지는 않을지 걱정한 것이다. 하지만 인코그니토로 치아교정을
시작하면서 K는 그 모든 걱정을 한 방에 날려버리고 만족스러운 치료효
과를 보았다.

그런데 치아에 대한 치료효과가 나타나자 그는 또 다른 고민에 빠지

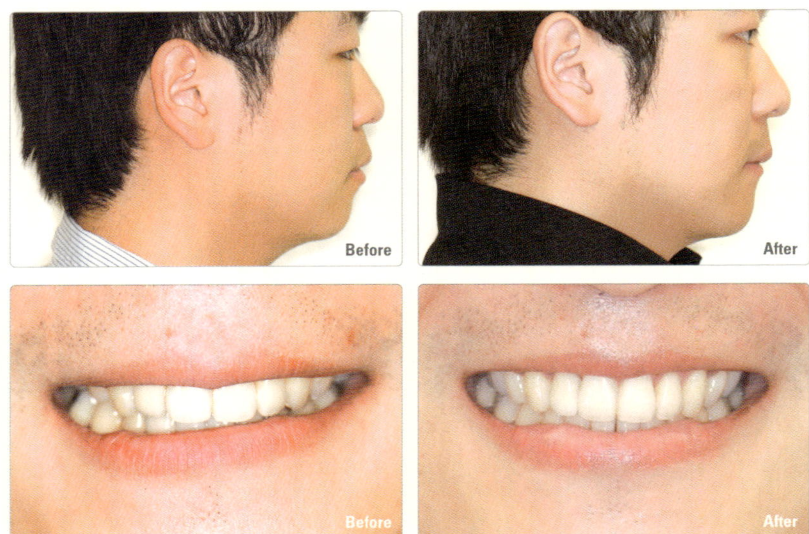

● 옆에서 볼 때 돌출되어 보이던 입술이 들어갔고, 치아가 가지런해지면서 비대칭 미소가 사라졌다.

게 되었다. 바로 삐뚤어진 미소! 이전에는 부정교합과 치아돌출 때문에 미처 신경 쓰지 못했던 자신의 '썩소', 즉 비대칭 미소가 자꾸만 눈에 걸리는 것이다.

비대칭 미소란 한쪽 입꼬리만 올리며 미소를 짓거나, 한쪽 입술만 아래로 내려가 좌우가 다른 미소의 모습을 일컫는 것으로, 의도하지 않게 마치 상대방을 비웃는 듯한 미소다. 소위 '썩은 미소'라고도 하는데, 이런 비대칭 미소는 상대방에게 오해를 불러일으키는 경우가 많다. 당연히 사회생활에서나 대인관계에 있어서 마이너스로 작용할 수밖에 없다. 만약 입술을 올리는 미세한 근육의 힘을 마음대로 조절할 수 있다면 비대칭 미소를 고칠 수 있겠지만 팬터마임을 하는 예술가가 아닌 이상 자신의 입술 근육을 자유자재로 조절하기란 쉽지 않다. 때문에 그냥 좋아서 웃는 것인데도 비웃음으로 오해받고, 말을 할 때도 한쪽 입술이 부자연스럽게 더 많이 올라가는 것 때문에 고민하는 사람들이 많다. 가끔 비대칭 미소 때문에 아래 치아가 과도하게 많이 보이는 경우도 있는데, 이것 역시 인상에 부정적인 영향을 미칠 수밖에 없다.

이러한 경우 과도하게 올라가거나 내려가는 입술 둘레 근육을 찾아내어 뉴로톡신 등의 주사요법으로 과도하게 활성화된 부분의 근육을 약화시킨다. 주사치료 후 2~7일 정도가 지나면, 좌우가 동일한 자신 있는 미소를 회복할 수 있다.

17

부담스러운 잇몸미소,
거미스마일을 아시나요?

29세 마케팅 이사 L은 탄탄하고 슬림한 몸매와 하얀 피부를 가지고 있고, 주위 사람들로부터 깔끔하고 단정해 보인다는 이야기를 많이 듣는다. 하지만 웃을 때 윗니의 잇몸이 과도하게 보이는 것이 눈에 거슬렸다. 때문에 상대방과 대화를 할 때 신경이 많이 쓰였고, 거기서 받는 스트레스가 이만저만이 아니었다.

L과 같은 웃음을 '거미스마일Gummy Smile'이라고 부른다. 거미 스마일이란 웃을 때 치아의 윗부분 잇몸이 지나치게 많이 드러나 보이는 웃음을 뜻하는데, 일단 심미적으로 보기 좋지 않을 뿐만 아니라, 부정교합이나 치주질환이 동반될 경우 잇몸조직과 전반적인 치아건강에도 나쁜 영향을 끼칠 수 있다.

일반적으로 미소 지을 때는 위 치아의 잇몸경계가 보일 듯 말 듯한 것

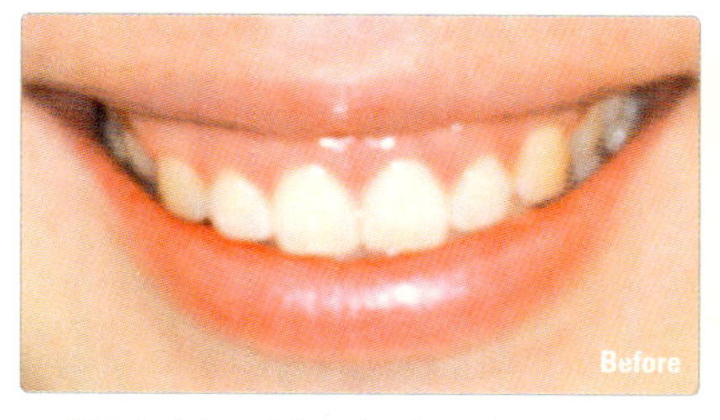
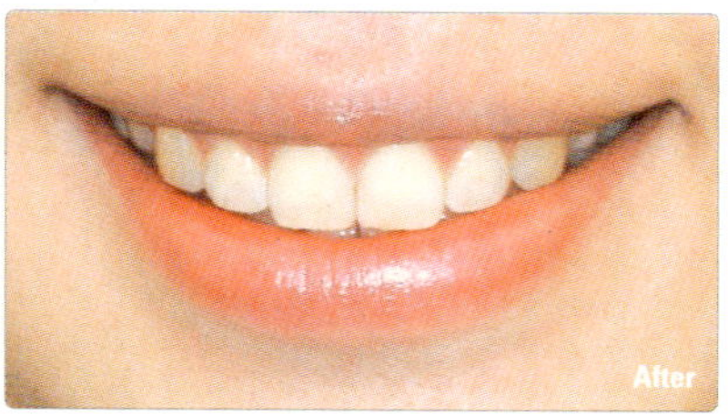

◉ 잇몸이 많이 드러나던 미소가 좀 더 반듯하고 자연스러운 미소로 변화되었다.

이 좋고, 아주 웃긴 이야기를 듣고 환하게 웃을 때는 앞니를 기준으로 5mm 전후로 보이는 것이 이상적이다. 만약 그 이하로 보이면 미소가 답답해 보이고, 그 이상이 보이면 산뜻한 느낌이 아닌 약간 과장된 미소 같은 느낌이 든다. 그리고 10mm 이상 보일 때는 상대방에게 부담을 주거나 때로는 불쾌감까지 줄 수 있는 거미스마일이 된다.

거미스마일이 생기는 원인은 잇몸과 근육의 상태 등에 따라 다양하다. 그리고 원인에 따라 치료방법도 다르다. 겉으로 보기에는 모두 비슷해 보일지라도 그 원인을 자세히 살펴보면 크게 4가지로 나누어 생각해볼 수 있다.

뼈의 길이

골격적으로 인중의 길이가 길어 웃을 때 잇몸이 보일 수밖에 없는 구조를 가진 경우다. 뼈 자체의 길이가 긴 경우에는 양악수술을 고려해보는 것도 한 가지 방법이지만, 양악수술은 비용도 많이 들고 의

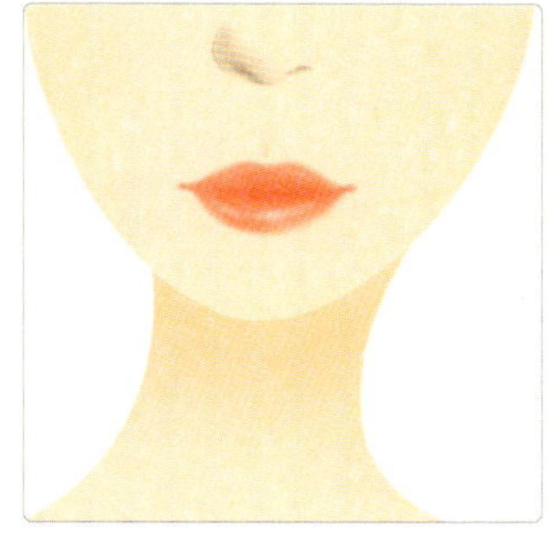

사와 환자의 노력이 많이 들어가야 하는 큰 수술이다. 그래서 거미스마일을 고치기 위해 양악수술을 한다는 것은 쉽지 않다.

치아의 위치

치아의 위치가 아래로 내려와 있거나 튀어나온 경우에도 잇몸이 많이

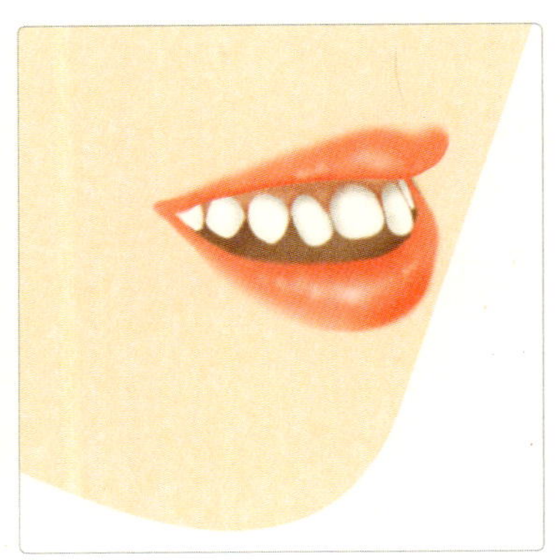

보이는 경향이 있다. 치아의 문제 때문이라면 교정을 통해 치아의 위치를 위쪽으로 이동시켜주거나 돌출감을 감소시켜줌으로써 웃을 때 잇몸이 드러나는 면적을 감소시킬 수 있다.

잇몸의 문제

잇몸이 치아를 너무 많이 덮어 웃을 때 치아는 짧아 보이고, 잇몸은 과도하게 보이는 경우다. 정상에 비해 치아가 짧고 잇몸이 치아를 과도하

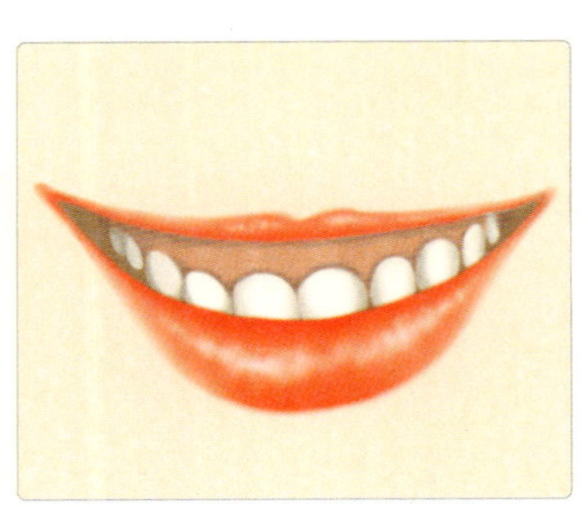

게 덮고 있는 경우라면 간단한 잇몸 절제술을 이용해 문제를 해결할 수도 있다. 하지만 잇몸은 치아의 윗부분과 뿌리를 내리고 있는 뼈를 감싸고 있는 부분이다. 그러므로 잇몸이 길게 내려온 것이 아니라 뼈 자

체가 아래로 처져 있다면, 조금 더 광범위하게 '치조골성형술'을 동반한 잇몸성형을 하는 것이 좋다. 그러나 치아뿌리 일부의 길이가 짧은 경우라면 치아를 지지하는 치조골을 감소시키는 일은 치아의 기능과 수명을 단축시킬 수 있으므로 신중하게 평가하고 판단해야 한다.

근육의 과도한 활성

웃을 때 입 주위 근육이 윗입술을 과도하게 끌어올려서 잇몸이 많이 보이는 경우다. 근육의 문제인 경우, 입술을 끌어올리는 근육에 뉴로톡신을 주사하여 근육활성도를 조절해줌으로써 매력적인 웃음으로 바꿔줄 수 있다.

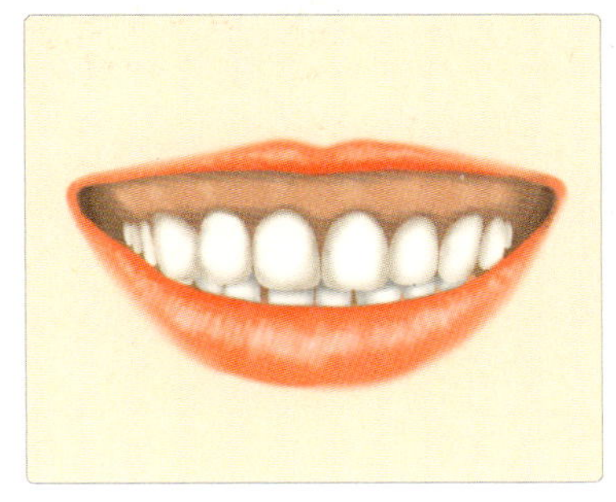

어떤 시술이 자신에게 적합한지는 골격과 근육, 치아의 상태에 따라 다르기 때문에 꼭 치과에 내원해서 충분한 검사와 상담을 한 후에 결정해야 한다. 거미스마일은 그 원인이 다양한 만큼 해결하는 방법도 다양하다. 거미스마일을 바꾸고 싶어서 치과를 찾는 사람들을 보면 미리 어떤 시술을 할 것인지 환자 스스로 결정하고 오는 경우가 많은데, 환자가 원한다고 해서 모든 시술을 받을 수 있는 것은 아니다.

다시 한 번 강조하지만, 치아와 뼈를 덮고 있는 잇몸의 상태를 꼼꼼히 살펴본 후에야 정확한 원인을 알아낼 수 있고 거기에 맞는 가장 적합한

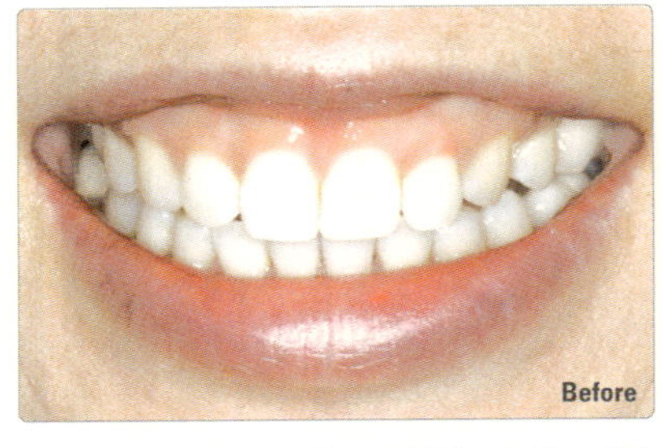
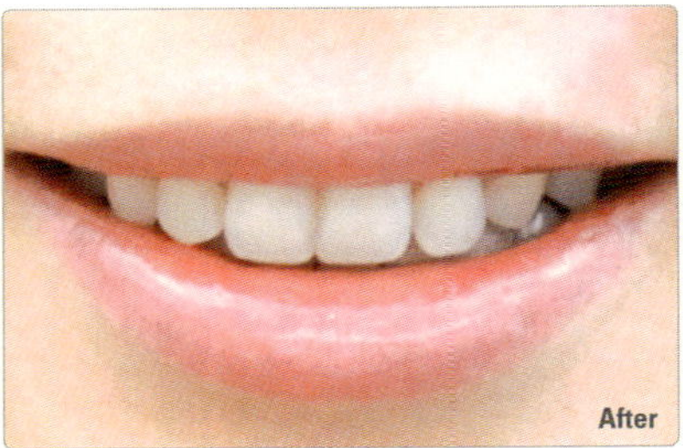

● 복합적인 요인으로 인한 잇몸웃음을 치료한 사례다.

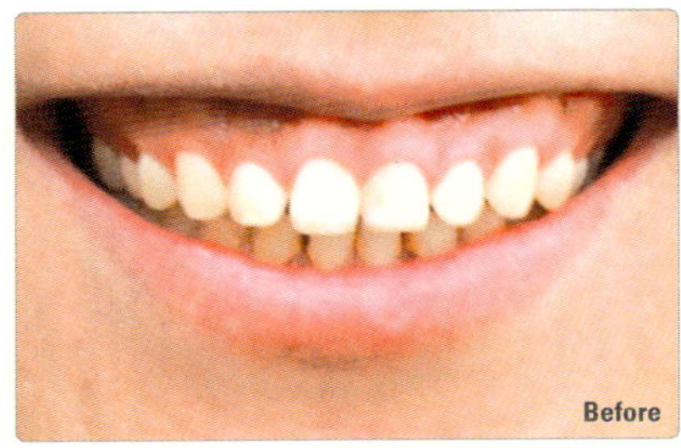
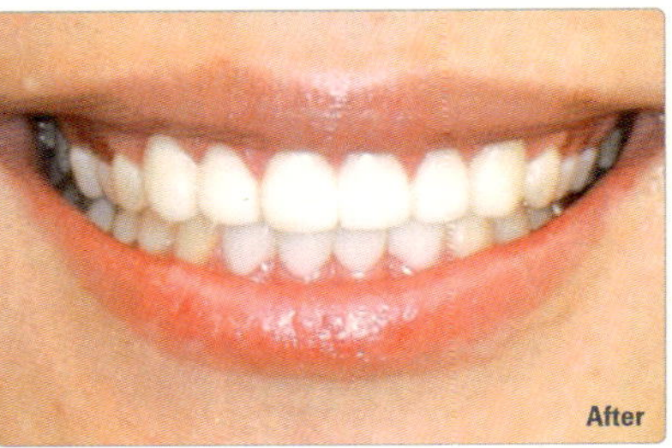

● 치아크기가 작고 잇몸이 과도하게 보일 뿐 아니라 입술을 올리는 근육의 활성도가 높은 전형적인 잇몸웃음의 사례다. 잇몸절제술과 무삭제 라미네이트, 입술 근육의 활성을 조절하는 주사치료를 통해 문제를 해결했다.

치료법을 선택할 수 있다. 따라서 특정 시술을 무작정 선호하기보다는 원인에 따라 적절한 방법이 무엇인지 검사를 받고, 의사와 충분히 상담한 후에 자신에게 가장 알맞은 시술을 선택하는 것이 좋다.

18

나이 들어 보이는 틀니미소,
남의 일이 아니다!

40대 후반의 J는 얼마 전 회식 자리에서 직장동료들과 함께 웃는 모습을 찍은 사진을 보다가 자신의 미소가 다른 사람들과 좀 다르다는 것을 알았다. 웃을 때 아랫니만 일직선으로 보여 어딘지 모르게 어색하고, 나이도 훨씬 많아 보이는 것 같았다. 그런 자신의 모습을 발견한 후로는 계속 신경이 쓰여 잘 웃지 않게 되었다.

사람을 처음 만나면 누구나 얼굴 표정을 제일 먼저 본다. 표정을 보면 그 사람의 기분이나 성격을 읽을 수 있기 때문이다. 미소 띤 얼굴은 상대방의 마음을 편하게 만들어준다. 마치 전염이라도 되듯이 보는 사람까지도 미소를 머금게 하는 힘도 가지고 있다.

의학적으로 '미소'는 얼굴근육의 동적인 상태다. 하지만 우리에게 미소는 호의를 전달하는 심부름꾼이며 나를 표현하는 첫 단추다. 미소를 지을 때 치열이 가지런하고 위쪽 앞니가 살짝 보이면 아름다운 미소라고 할 수 있다. 이렇듯 평생 동안 아름다운 미소를 가지면 좋겠지만, 나이가 들어감에 따라, 원인이 무엇이든 간에, 치아와 근육의 노화현상도 일어나기 마련이다. 게다가 나이가 들면 피부가 노화되면서 탄력을 잃고, 중력의 영향으로 점점 아래로 처지게 된다. 치아는 영구적으로 사용할 수 있는 것이 아니라 사용하면 할수록 마모되는 것이다. 그래서 치아도 나이가 들면서 모양이 점차 바뀐다.

최근 필자의 치과를 찾아온 40대 후반의 주부 Y는 지난해부터 '갑자기 나이가 들어 보인다'는 말을 주위 사람들로부터 자주 듣고 고민에 빠졌다. 그러던 어느 날 우연히 자신의 사진을 보았는데 유심히 관찰해보니 왜 자신이 부쩍 나이 들어 보이는지 그 이유를 알 수 있을 것 같았다. 사진에 찍힌 자신의 웃는 모습이 옆에 있던 다른 사람들과 조금 달랐기 때문이다. 보통 사람들은 웃을 때 윗니와 아랫니가 모두 보이는데 반해 자신은 웃을 때 아랫니만 보였다. Y는 평소 잠잘 때 이를 가는 습관이 있었는데, 그 탓에 윗니가 많이 마모되었다. 나이가 들면서 윗입술이 올라가는 양이 줄어들었을 뿐 아니라 위 치아가 마모되기까지 해 윗니가 윗입술에 가려 아예 보이지 않게 되자, 웃을 때 마치 틀니를 착용한 것처럼 보였던 것이다.

Y처럼 입술을 아래로 당겨주는 근육이 발달하여 웃을 때 위 치아는 보이지 않고, 아래 치아만 보이는 미소를 틀니미소라고 한다. 예전에 나이가 들고 자연치아를 상실한 어르신들이 틀니를 착용하고 웃는 모습이

다음의 질문에 예 혹은 아니오로 대답해보자.　　　　　　　　예　　아니오

1 단단하고 질긴 음식을 좋아한다.

2 잠잘 때 이를 간다.

3 볼펜뚜껑이나 연필 끝, 빨대 등을 씹는 습관이 있다.

4 예전에 비해 웃을 때 어색한 느낌이 든다.

5 말을 할 때 윗입술이 자연스럽게 움직여지지 않는다.

6 미소를 지으며 사진을 찍을 때, 위의 치아는 잘 보이지 않고 아래 치아만 보인다.

7 치아의 끝이 둥근 아치형이 아니라 일직선으로 보이거나 움푹 패여 있다.

8 미소를 지으면 입술의 모양이 U자가 아니라 산처럼 입꼬리가 아래로 내려간다.

'예'라고 답한 항목이 많을수록 틀니미소일 확률이 높다.

그렇게 보였다는 데서 유래되었겠지만, 일반적으로 나이 들어 보이는 미소를 지칭한다. 이런 얼굴은 웃을 때 어색해 보일 뿐만 아니라 실제보다 나이가 훨씬 더 많아 보일 수 있다.

　Y와 같은 경우는 치과치료를 통해 치아길이를 회복할 수 있다. 치아는 일종의 소모품과 같다. 이를 가는 습관이 있거나, 질긴 음식을 즐기다 보면 빨리 마모될 수밖에 없다. 이런 경우 치아의 끝부분이 스푼 형태로 마모되고 치아표면의 색깔도 어둡게 변해 보기에 좋지 않다. 그뿐 아니라 특히 미소 지을 때 나이가 더 들어 보인다.

요즘은 틀니미소 때문에 치과를 찾는 중년층이 늘고 있다. 평소 웃을 때 쓰이는 얼굴근육을 강화시키는 훈련으로도 틀니미소를 어느 정도는 예방할 수 있다. 하지만 이미 상당 부분 마모가 진행된 경우에는, 앞니의 길이를 조금 더 길어 보이도록 치아표면을 다듬고, 그 위에 치아표면과 유사한 라미네이트를 제작해 붙이거나, 치아와 쉽게 접착되는 재료인 하이브리드 레진을 코팅하여 원래의 치아모양과 길이를 회복시키는 치료방법을 고려해볼 수 있다.

또한 틀니미소는 치아의 끝부분이 오목한 형태로 마모되기 때문에 치아색이 짙은 갈색이나 황색을 띄는 경우가 많다. 이런 경우 역시 라미네이트나 레진 치료를 통해 미백시술을 한 것처럼 치아가 하얗고 밝아 보이는 효과를 동시에 얻을 수 있다. 경우에 따라 아래 앞니의 마모가 진행되는 동안에 어금니 맞물림도 마모되거나 거기에 맞게 변화되기도 한다. 이런 경우 아래 앞니의 마모는 제한적으로 회복될 수 있고, 근본적인 개선을 위해 어금니의 마모나 맞물림을 동시에 치료해야 한다.

또한 무엇보다 치료 후에 치아를 소중히 여기는 습관을 가지는 것이 중요하다. 자신의 치아가 튼튼하고 단단하다고 과신해 계속해서 질기고 단단한 음식을 즐겨 먹으면, 치아마모는 당연히 계속될 수밖에 없고, 마모가 심한 경우에는 치아 전체를 다시 치료해야 하는 일도 생긴다. 그러므로 항상 치아를 아낀다는 생각을 가져야 한다.

나이가 들면 아랫입술과 턱 끝 사이의 얼굴근육이 전과 다르게 힘이 없고 처지는 느낌이 드는 경우도 있다. 그럴 때도 미소를 지으면 아랫입술이 지나치게 많이 내려가 틀니미소가 된다. 이런 경우에 아랫입술이 심하게 내려가면 치아뿐만 아니라 아래 잇몸까지 보여서 미소가 상당히 어색해진다. 당연히 보기에 좋지 않다.

왜 이렇게 될까? 아랫입술과 턱 사이의 근육에서 지방과 콜라겐이 감소하고 입술 둘레 근육의 활성이 조화롭지 못해 입꼬리가 내려가고, 나이가 더 들어 보이는 것이다. 이처럼 입술 주변의 피부를 받쳐주는 지지조직이 감소하고 근육활성이 아래로 향하게 되어 틀니미소를 짓게 되는 경우라면, 스컬트라 시술과 뉴로톡신 주사요법이 도움이 된다.

스컬트라는 22장에서 더 자세히 소개할 예정인데, 피하조직에 시술하는 주사로 피부 속의 자가 콜라겐을 생성시키도록 유도한다. 그래서 피부가 자체적으로 자연스럽게 팽팽해지는 효과를 낸다. 필러나 보톡스는 다른 기전으로 감소된 볼륨을 채우고 탄성을 회복시킨다. 스컬트라는 입술뿐만 아니라 팔자주름이나 목, 혹은 미간과 이마 등 부위에 상관없이 시술할 수 있는데, 입꼬리가 처지는 틀니미소의 개선에도 큰 도움을 줄 수 있다.

자신감 없는 웃음이 콤플렉스가 되어, 언제부터인가 잘 웃지 않게 되고, 사진 찍는 것을 피하게 되었다는 사람들이 주위에 꽤 많다. 피부가 젊고 팽팽했을 때는 미소도 화사하고 해맑았는데, 나이가 들면서 입꼬리가 내려가고 미소까지 어색해졌다면 얼마나 슬픈 일인가? 그러나 원인을 제대로 파악하면 아름다운 미소를 되찾을 수 있는 의학적 제안은 의외로 간단할 수 있다. 자신이 웃는 모습에 만족하게 된다면 그 내적 만족감은 더 자신 있고 부드러우며 사랑스러운 미소로 발전할 것이다.

19

쁘띠성형,
왜 치과에서 해야 하나?

20대 후반의 회사원 O는 매달 월급의 일정 부분을 따로 책정해 화장품 구입, 피부관리, 체형관리에 투자하고 있다. 솔직히 지출하는 비용을 생각하면 좀 부담스럽기도 하지만, 사회생활에 있어 외모가 가진 영향력이 얼마나 큰가를 생각하면 투자를 망설일 이유가 없다.

O처럼 자신의 외모를 아름답게 가꾸고 관리하면 대인관계에서 자신감이 생기는 것은 물론이고, 성격까지도 적극적이고 활달해지며 남들 앞에서 좀 더 당당해질 수 있다. 결국 그러한 태도의 변화는 대인관계나 직장생활에서 플러스 요인이 된다.

아무리 외모에 별로 신경 쓰지 않고 콤플렉스가 없는 사람들이라도, 요즘은 과거와 달리 누구나 한번쯤은 성형수술이나 미용치료를 생각해본다. 비용과 시간, 수술에 대한 두려움 때문에 선뜻 성형수술을 결정하는 것은 쉽지 않다. 실제로 성형수술을 하게 되면 부기와 통증도 있지만, 어느 정도는 회복기간이 필요하기 때문에 바쁜 직장인들에게는 쉽지 않은 선택이다. 또한 혹시라도 수술결과가 예상했던 것과 다르거나 부자연스럽지는 않을까, 부작용이 나타나지는 않을까 하는 걱정도 든다.

그래서 최근에는 많은 사람들이 칼을 대지 않고도 부족한 부분을 약간만 개선하거나, 나이를 되돌린 듯한 '동안효과'를 낼 수 있는 쁘띠성형을 하고 있다. '쁘띠성형'은 주사를 이용하여 깊게 패인 주름을 채워주거나, 나이가 들면서 평평해진 얼굴에 볼륨을 살려 입체감을 만들고, 나이보다 조금 어려 보이는 얼굴로 만들어주는 포괄적인 치료를 일컫는다.

가장 고전적인 방법으로 보톡스와 필러가 대표적이고, 최근에 각광받는 스컬트라는 더 많은 기능과 장점을 가진 쁘띠성형의 한 방법이다. 대개 이 3가지를 필요에 따라 복합적으로 사용한다. 쁘띠성형은 성형수술처럼 대대적으로 얼굴을 바꾸는 치료가 아니라, 원래의 얼굴을 조금 더 입체적으로 보이도록 근육의 크기와 얼굴의 굴곡 및 선을 조절하는 데 중점을 둔다. 얼굴 나이를 몇 년 전으로 되돌리거나, 노화의 속도를 조금 늦추는 의술인 셈이다. 얼굴의 입체감을 살려 예뻐 보이게 정돈하는 치료 정도로 이해하면 좋을 것 같다.

쁘띠성형의 가장 큰 장점이라면, 매일 출근을 해야 하는 경우에도 휴가를 내지 않고 조금씩 예뻐지는 계획을 세울 수 있다는 것이다. 그러나 서투른 시술과 과도한 욕심은 쁘띠성형이 가진 가장 큰 장점을 취하지 못하고 어색하거나 부자연스러운 결과만 초래할 수 있다.

성형수술과 쁘띠성형의 가장 큰 차이점은 얼굴에 칼을 대느냐, 대지 않느냐라고 생각한다. 성형수술이 피부절개를 통해 원하는 부위를 개선하는 방법이라면, 쁘띠성형은 주사나 실 등을 이용하기 때문에 절개 과정 없이 시술할 수 있다. 하지만 약물을 주입하는 위치와 깊이에 따라 전혀 다른 결과를 만들어낼 수 있으므로 부위에 따른 적합한 치료의 조합이 잘 이루어져야 한다. 치과에서 하는 쁘띠성형은 얼굴에 즈사자국이 남지 않도록 가능하면 입안에서 주입 부위를 선택하는데, 의사가 입안에서 이어지는 얼굴 전체의 해부학적 구조를 잘 이해하고 있다는 장점이 있다.

앞서 말한 것처럼 쁘띠성형의 대표적인 시술로는 보톡스와 필러가 있다. 일반적으로 필러는 콧대, 팔자주름, 패인 뺨, 무턱 등에 주입해 부족한 볼륨감을 살려주고, 보톡스는 저작근이 발달된 사각턱이나 눈가주름, 목주름 등의 원인이 되는 근육이나 피부조직의 깊이에 맞게 주입하여 근육의 사이즈를 감소시키거나, 노화로 인한 표정주름을 덜 잡히게 해준다.

자연스러운 미소와 조화로운 얼굴은 치과에서 완성된다

"웃는 모습이 어색한 것 같아요.", "웃을 때는 물론 대화하거나 발표할 때, 입이 비뚤어지고 한쪽 입술만 올라가서 비웃는 것처럼 보여요.", "사진 찍을 때는 입을 꼭 다물고 찍게 되요.", "웃을 때 잇몸이 드러나 신경이 많이 쓰여요.", "팔자주름이 깊어지는 것 같아요."

주변에서 종종 이런 하소연을 듣게 된다. 한눈에 봐도 예쁜 얼굴인데, 그런 사람들도 이런저런 불만이 있기는 마찬가지다. 그렇다면 이런 문제를 해소하기 위해 가야 할 곳은 어디일까?

흔히 성형수술이라 하면 무조건 성형외과만 떠올리는데, 위와 같은 고민을 가지고 있는 사람이라면 성형외과가 아닌 치과의 문을 두드리는 것이 정답이다. 미국이나 유럽 등 서구에서는 치과의사들이 일찌감치 쁘띠성형에 대한 임상실험과 연구를 활발히 진행하며 아름답고 조화로운 얼굴을 만드는 일에 앞장서고 있다.

치과에서 이루어지는 쁘띠성형은 그 범위가 매우 넓다. 저작근과 관련된 사각턱을 갸름하게 만드는 것, 광대뼈 아래의 푹 꺼진 뺨에 볼륨감을 주는 것, 얼굴의 전반적인 비대칭 문제 해결하기, 비뚤어진 입모양과 웃을 때 비대칭적인 입 주변 근육의 움직임 바로 잡기, 입술의 모양 개선하기, 팔자주름 없애기, 이를 자주 악물어서 생긴 측두근 부위(관자놀이 부분)의 패임 개선하기 등이 있다.

치과에서 이루어지는 쁘띠성형의 근본적인 목적은, 아름다운 치아와 입술, 표정근육의 조화로운 움직임에서 비롯된 자연스러운 미소가 있는 진정한 미인을 만드는 것이다. 단순히 쌍꺼풀을 만들거나 코를 세워 인형같이 예쁜데도 무표정하고 인공적인 느낌이 나는 미인을 만드는 것이 아니다.

얼굴의 동적인 기능을 주관하는 부분은 대부분 저작근과 측두근 등의 씹는 기능과 관련된 구조들과 입술 주변의 근육들이 어떻게 움직이느냐다. 이들에 의해 나타나는 얼굴의 변화는 턱, 뺨, 관자놀이는 물론이고, 넓게 보면 이마의 측면과도 밀접한 관계가 있다.

웃거나 말할 때 사용되는 입과 관련된 근육들은 입술의 모양, 팔자주름, 입술 주변의 주름, 턱 좌우의 패임, 턱 아래의 늘어짐 등과도 깊은 관련을 가진다. 그러므로 나이가 들면서 나타나는 얼굴의 입체적인 변화와 지방의 감소, 늘어짐 현상, 노화로 인한 얼굴형 변화는 이러한 치과의 기능적인 부분과 밀접한 관계가 있다.

단순히 정적인 상태에서 모습의 변화만을 추구하는 것이 아니라 올바른 맞물림과 동적인 근육의 구조적인 조화를 통해 궁극적으로 건강하고 아름다운 얼굴을 오래 간직할 수 있도록 하는 것이 필자가 생각하는 쁘띠성형의 근본적인 목적이자 내용이다. 미소가 아름다워야 진정한 미인이지만, 그 아름다운 미소는 작위적이거나 인공적인 게 아니라 건강하고 조화로운 균형에서 우러나와야 진짜다.

20

네모공주, 하룻밤 사이에 V라인으로 변신하다

예전에는 치과가 썩은 이를 치료하고 사랑니를 뽑아주는 곳이었다. 수많은 병원 중에서 가장 무섭고 아픈 병원이기도 했다. 하지만 요즘은 많이 달라졌다. 과거에 비해 치아에 관한 관심이 높아지고 상식도 풍부해져서 치료뿐만 아니라 치아 스케일링이나 치아미백을 정기적으로 받는 사람들이 늘어나고 있다.

그런데 그게 다가 아니라는 사실을 알고 있는가? 치과에서 완벽한 V라인의 얼굴형을 만들 수 있다. 치아와 관련된 질병을 고치는 것은 물론이고 아름다움과 자신감을 찾을 수 있는 곳이 바로 치과다. 그것도 아주 안전하고 거의 아프지 않게 말이다.

아나운서가 되고 싶었던 K는 자그마한 얼굴과 뚜렷한 이목구비를 가지고 있었다. 하지만 오랜만에 만난 친구가 "너 얼굴이 사각형으로 변한

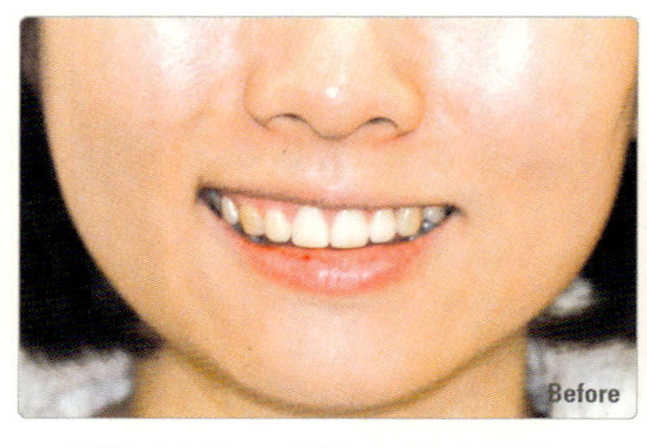

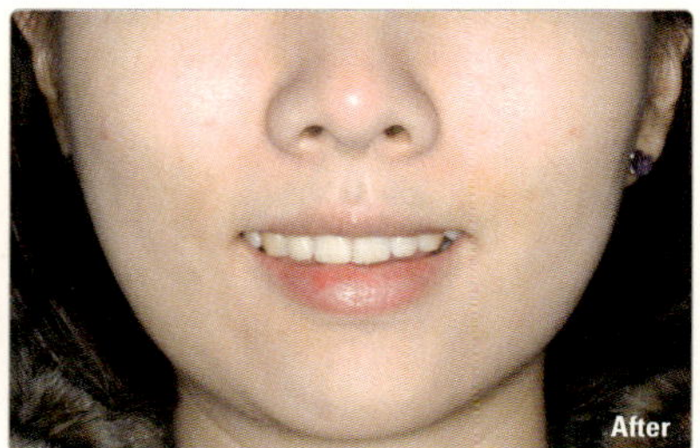

● 간단한 주사시술로 비대칭 미소를 해결했다.

것 같아. 예전에는 안 그랬는데." 하고 말해 깜짝 놀랐다. 그리고 거울을 보니 정말로 예전보다 턱이 각이 져 보이고 웃거나 말할 때 유난히 한쪽 입술이 더 많이 올라가는 것이 아닌가? K는 고민 끝에 카메라 테스트를 받기 전에 이 문제를 해결해야겠다고 마음먹었다. 그녀가 찾아간 곳은 다름 아닌 치과. 치과에 찾아간 그녀는 약 2시간 후 가벼운 발걸음으로 집에 돌아갈 수 있었다.

K는 얼굴형을 결정하는 뺨 부위 근육의 힘이 센 편이었다. 게다가 얼마 전부터 스트레스가 심해져 이를 꽉 물고 자는 습관이 생겼다고 했다. 이런 경우 얼굴근육이 과도하게 긴장하거나 발달해 얼굴형을 사각형으로 만들 뿐 아니라, 조금은 억세고 강한 인상을 주기도 한다. 또한 얼굴근육이 비대칭적으로 발달하면 당연히 전체적으로 자연스럽지 못한 인상이 되고, 웃을 때 입술이 삐뚤어진다. 그러면 본의 아니게 상대방에게 부정적인 이미지를 남기기도 한다. 이런 K에게 치과에서는 어떤 전문적인 도움을 줄 수 있을까?

우선 주사요법의 하나인 뉴로톡신neurotoxin으로 얼굴 라인의 변화를 되돌리고 늘어난 뺨 주위 근육을 줄여줄 수 있다. 이 시술은 또한 웃을 때 과도하게 올라가는 입술근육의 움직임을 조절하도록 도와준다. 물론 주사의 깊이와 양을 잘 조절하여 또 다른 비대칭이 유발되지 않도록 조심해야 한다. 최근에는 녹는 실 PDO Poly Dioxan One를 이용한 비대칭치료가 좋은 반응을 얻고 있다. 특히 K처럼 방송인을 꿈꾸는 사람의 경우는 말을 할 때 표정이나 입술의 자연스러운 움직임이 매우 중요하고 민감한 문제이기 때문이다.

달걀형이던 얼굴이
왜 사각형으로 변했나?

20대 후반으로 들어선 B는 예전과 다르게 사각형으로 변한 얼굴형 때문에 고민이 많아졌다. 대학시절에 찍은 사진만 보더라도 갸름한 달걀형의 보기 좋은 얼굴이었는데, 취업을 준비하면서 이력서에 붙이기 위해 사진을 찍어보았더니 얼굴형이 확연히 달라져 있었다. 갸름한 얼굴이 왜 이렇게 사각형으로 바뀌었을까? B는 너무나 속상했다. 사각턱 때문에 인상이 강해 보일 뿐 아니라, 뭔가 미련하고 시대에 뒤떨어진 사람처럼 보이는 것 같아 취업에도 왠지 자신이 없어졌다.

어릴 때는 달걀형이나 V라인 얼굴형이었던 사람들도 시간이 지나면서 바뀌는 경우가 있다. 성장이 멈춘 후에도 사람의 몸은 환경이나 습관,

음식 등에 의해 생각보다 빠르게 달라지고 변화한다. 수많은 근육의 움직임에 따라 얼굴의 모양이 달라지고 새로운 얼굴형이 만들어질 수 있는 이유도 바로 이 때문이다. 그래서 성형수술을 하지 않았는데도 불과 몇 년 전의 사진과 비교하면 달라져 있는 것이 바로 얼굴이다.

B도 마찬가지의 경우다. 예전엔 갸름하고 예쁜 달걀형의 얼굴이었는데 시간이 지나 사각턱으로 변한 것이다. 턱이 사각형으로 바뀌는 경우는 두 가지로 나누어 생각해볼 수 있는데, 첫 번째는 뼈 모양 자체가 사각형으로 발달해가는 경우고, 두 번째는 근육이 과도하게 발달해서 사각턱이 되는 경우다.

뼈 자체가 각진 경우의 사각턱은 치아교정이 일정 부분 도움을 줄 수는 있지만 치아교정만으로 완벽한 V라인을 만들기는 사실상 어렵다. 치아교정을 하면 음식을 먹기가 조심스러워 살도 빠지게 되고, 입술선이 정리되면서 얼굴형이 아름다워 보이는 효과를 얻을 수 있다. 교정은 치아뿐만 아니라 치아를 담고 있는 치조골을 통해 악궁의 크기와 폭경, 모양을 변화시키고 재구성함으로써 얼굴 전체의 모양과 느낌을 바꾸는 데 큰 영향을 준다.

B는 원래 그렇지 않았는데 어떤 이유로 사각턱이 되었다. 이런 경우는 대부분 뼈 자체가 사각형이라기보다 저작근이 과도하게 발달해서 사각턱처럼 보이는 경우다. 저작근은 우리가 어금니를 꽉 깨물었을 때 볼 아래쪽에 볼록 튀어나오는 근육을 말한다. 입을 앙다물었을 때, 이 근육이 크고 단단하게 만져질수록 많이 발달한 것이라 볼 수 있다.

특히 우리나라 사람들은 딱딱하고 질긴 음식을 많이 먹는 편이라서

서양 사람들보다 저작근이 더 발달한 경우가 많다. 저작근이 발달하면 사각턱이 되기 쉽다. 평소에 오징어나 육포 같은 질긴 음식을 좋아하는 사람들은 주의 깊게 들어야 할 것이다. 사실 이렇게 질긴 음식을 지나치게 꽉꽉 씹는 버릇은 얼굴의 라인을 바꿔놓기도 하지만 치아와 턱관절에도 무리를 줄 수 있다. 그러므로 턱이 아플 정도로 먹지 않도록 조심하는 것이 좋다.

저작근의 발달 때문에 사각턱이 된 경우에는, 보톡스와 같은 뉴로톡신을 통해 치과에서 비대해지고 강력해진 저작근육의 크기를 감소시켜 과도했던 씹는 힘의 세기를 약하게 만들 수 있다. 이러한 치료는 심미적으로는 얼굴의 크기나 모양을 바꾸고, 기능적으로는 과도한 교합력을 감소시켜 맞물림의 조화를 회복하는 데 목적을 두고 있다. 물론 말을 하거나 음식을 먹는 데 큰 영향을 주지 않고 성형수술을 한 것과 유사하게 V라인으로 만들 수 있다. 비교적 간단한 시술이고 무엇보다 위험하지 않다는 장점이 있다. 시술 시간은 5분 내외로 짧으며, 곧바로 일상생활로 복귀할 수 있다.

신데렐라의 마법
보톡스와 스플린트를 써보자

사실 보톡스는 6개월이 지나면 사라지는 신데렐라의 마법과 같다. 사각턱을 유발하는 근본적인 원인을 해결하지 못한다면 주기적으로 보톡스 주사를 맞아야 그 효과를 유지할 수 있다. 앞에서 말했듯이, 사각턱이 되는 원인 중 가장 대표적인 것이 교합상태에 따른 씹는 힘의 발달이다. 나이가 들면서 치아가 마모되면 위아래 치아가 맞물릴 때 닿는 면적이 지나치게 넓어지는데, 그러면 저작근이 강하게 발달된다. 또한 수면 중에 이를 악무는 습관이 있는 사람은 자신도 모르게 턱이 넓어질 수 있다. 이처럼 골격적인 문제가 아닌 경우에는 보톡스 주사와 함께 스플린트splint를 착용해보는 것도 좋은 방법이다. 스플린트를 함께 착용하면 6개월이 지나도 사각턱이 재발되는 것을 어느 정도 예방해줄 수 있기 때문이다.

스플린트는 턱관절 동통치료에 많이 쓰이는 장치로 권투선수들이 입에 끼우는 마우스피스와 비슷하게 생겼다. 수면 시에만 입안에 장착하는 교합안정장치로 얼굴과 머리, 목의 근육을 이완시키고 치아를 보호해준다. 스플린트는 한 종류만 있는 것이 아니라 같은 이름으로 다양한 종류가 있기 때문에 원인에 따라 적합한 스플린트를 잘 선택해 사용해야 효과를 볼 수 있다. 짧게는 3개월에서 6개월 정도만 착용하면 안면 비대칭 개선효과가 나타나기도 하는데, 보통은 6개월에서 1년 정도 착용하는 것이 좋고, 이갈이나 이 악물기 같은 수면장애가 지속되면 스플린트 착용 역시 지속하는 것이 좋다.

스플린트는 무의식적으로 턱근육이 긴장되는 사람, 스트레스를 많이 받아서 잠을 잘 때도 이를 악무는 사람들에게는 더욱 추천할 만하다. 수험생이나 취업준비생, 중요한 업무 프로젝트를 장기간 진행하는 사람들이 턱관절의 통증 때문에 병원을 찾는데, 이때 스플린트를 추천받고 착용하는 경우가 많다. 이들 중 대다수는 아침에 자고 일어났을 때 스플린트의 효과로 이전과 달리 얼굴근육이 편안해짐을 느낀다. 이를 악물고 자지 않으니 더욱 깊고 편안하게 숙면을 취하는 것은 물론이다.

좀 더 근본적인 문제해결을 원한다면 어금니에만 집중되어 맞물리는 힘을 분산시켜주는 교정치료를 고민해보는 것도 좋다. 교정치료를 통해서 어금니에 몰린 교합의 힘을 중간치아들에 알맞게 분배해주면, 저작근의 과도한 발달과 비대해짐을 어느 정도 막을 수 있고, 결과적으로 저작근 때문에 턱이 점점 더 사각형으로 변하는 현상도 근본적인 원인을 제거할 수 있다.

21

의학이 발견한 멋진 선물,
보톡스로 고민타파

우리가 흔히 말하는 '보톡스'는 정확한 치료법의 명칭이 아닌 '보툴리눔 독소 A형'을 상품화해 만든 약제의 이름이다. 보톡스 시술법이란 이 보툴리눔 독소를 이용하여 시행되는 치료방법을 통틀어 말한다.

보툴리눔 독소는 클로스트리디움 보툴리눔Clostridium botulinum이란 혐기성 박테리아에서 분비되는 독소로 모두 7가지의 종류가 있는데, 이 중 보툴리눔 독소 A형과 B형이 정제되어 의학적으로 사용된다. 이 독소는 운동신경 말단 부위에서 아세틸콜린의 분비를 억제하고, 이를 통해 해당 근육의 운동성을 감소시킨다. 처음에는 눈꺼풀 경련이나 사경(목의 근육들이 수축하여 목이 한쪽으로 기운 듯 부자연스러운 상태) 같은 근육의 긴장 이상을 치료하는 약제로 사용되었다. 그런데 치료를 하던 중 보툴리눔 독소를 주입한 주위에 주름이 없어지는 것을 발견하고 미용 목적의 주름치료에 이용하기 시작한 것이다. 이것이 바로 요즘 흔히 말하는 '보톡스'다.

하지만 언제부턴가 '보톡스'라는 말이 좀 부정적으로 쓰이는 듯하다. 주름을 없애는 성형치료에 사용하는, 매우 인위적이고 중독성 있는 시술로만 인식되고 있다. 그러나 의학적인 견지에서 보았을 때 보톡스는 신경전달물질을 차단하여 근육의 기능을 통제하고 조절할 수 있을 뿐 아니라, 일정 기간이 지나면 인체에서 대사되어 완전히 빠져나가는, 즉 인체에 축적되지 않으면서 주변 환경의 영향을 받지 않고 제 역할을 해내는 매우 유용한 물질이다. 의학이 발견한 멋진 선물이라 해도 과언이 아니다.

특히 치과에서는 수면 중에 나타나는 이갈이나 이갈이에 버금가는 '이 꽉 물기' 등으로 과도하게 강력해진 저작근이나 측두근(관자놀이 부근에서부터 광대뼈 아래를 지나 아래턱까지 위치하는 씹는 근육)에 활용함으로써 치아를 보호하고 안면통증을 치료하는 데 유용하게 활용되고 있다. 그뿐 아니라 약물의 농도와 근육의 위치를 정확히 인지하고 치료에 적용한다면, 말하거나 웃을 때 나타나는 입술의 동적인 비대칭성이나 잇몸을 많이 드러나게 하는 안면근육의 과도한 활성을 매우 정확하게 조절할 수 있다.

표정근은 누구에게나 중요하다. 하지만 앞에서 예로 든 스포츠 기자 K처럼 대외적인 활동을 왕성하게 하는 방송인의 경우는 더욱더 조심스러운 접근이 필요하다. 사람마다 근육의 움직임이나 약물을 받아들이는 정도에 차이가 있기 때문에, 처음에는 무조건 의학적으로 추천되는 양과 농도를 따르기보다는 조금 부족한 느낌으로 치료를 시작하는 것이 좋다. 효과가 만족스럽지 못하다면 1주일 후에 한 번 더 치료를 하는 것도 방법이다. 이런 과정을 한차례 경험하고 나면, 미소를 만들어내는 근육의 움직임이나 힘을 조절하는 데 필요한 약물의 양과 주사를 놓는 위치에 대해 개별적으로 좀 더 정확한 진단을 내릴 수 있다. 그렇게 되면 다음번 치료부터는 한 번의 치료로 더 확실하고 만족스러운 결과를 얻을 수 있다.

만약 욕심을 부려 처음부터 주사의 양과 농도를 과하게 높이면 미처 예상하지 못한 결과를 낳을 수도 있다. 자신의 의지대로 근육을 통제하지 못하거나 반대로 과도하게 통제되어 표정과 미소가 다소 어색해질 수 있기 때문이다. 물론 일정 기간이 지나면 다시 회복되기는 하겠지만, 회복기간 동안에 과도한 주의가 요구되기 때문에 사전에 의사와 충분히 상담한 후에 시술을 결정하는 것이 매우 중요하다.

신경 쓰이는 단점이라면 바꿔보자

사실 얼굴을 반으로 접은 것처럼 좌우가 정확히 대칭이 되는 사람은 별로 없다. 또한 말하거나 웃는 모습이 절대적으로 대칭이 되어야만 하는 것도 아니다. 게다가 웃을 때 잇몸이나 아래 치아가 많이 보이면 절대로 안 된다는 법이 있는 것도 아니다.

하지만 내 모습을 가장 잘 알고 있는 내가 나의 모습에 마음이 쓰여

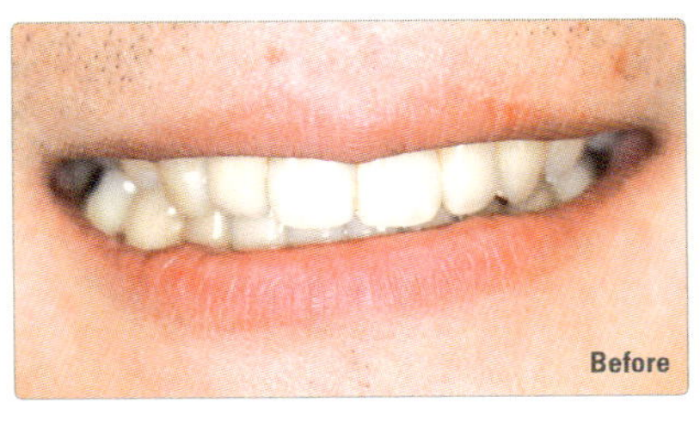
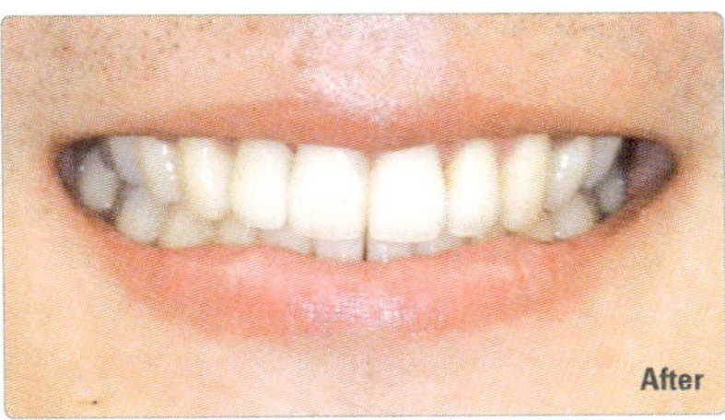

● 치아교정과 함께 보톡스 주사치료로 비대칭 미소 문제를 해결했다.

움츠리게 되거나 위축된다면 어떨까? 외모의 특징 때문에 평생 다른 사람들로부터 지적이나 질문을 받아왔다면 어떨까? 그것 때문에 남모르는 고민에 자주 빠지고, 마음의 상처도 빈번하게 받는다면? 한 번쯤 의사를 만나 그 문제를 상의해보고 해결책이 있다면 해결하는 것도 나쁘지 않다고 생각한다. 그렇게 함으로써 내 마음이 편해지고 자신감이 높아지면, 내 마음을 있는 그대로 남에게 전달하고 감동을 주며 누군가의 마음을 두드릴 수 있을 것이다. 그러면 더 많은 사람들과 좋은 관계를 유지하고 하루하루가 더 행복한 에너지로 가득 차게 될 것이다.

앞에서 소개한 스포츠 전문기자인 K는 부정교합과 치아돌출을 교정하고 싶어 필자의 병원에 찾아왔다. 발음에 영향을 주지 않도록 인코그니토로 치아교정을 시작하여 좋은 치료경과를 보였다. 또한 이와 함께 웃을 때 한쪽만 과도하게 올라가는 입술의 둘레근육 때문에 조금 비뚤어진 듯한 미소를 보톡스 주사로 치료했다. 1주일 후 웃는 모습이 반듯하고 자연스러워졌으며 아래 치아가 덜 보여 훨씬 더 젊고 활기찬 미소를 보여주게 되었다.

표정을 지을 때 사용되는 얼굴의 표정근은 사람에 따라 좌우가 고르

Q 보톡스 주사치료의 부작용은 없을까?

A 보톡스 치료에서 가장 중요한 것은, 얼굴의 비대칭을 유발하는 근육의 위치가 정확히 어디인가와 그 근육에 얼마만큼의 양과 깊이로 주사를 놓느냐다. 만약 근육의 위치나 깊이가 알맞지 않을 경우에는, 또 다른 비대칭을 만들어내거나 원하는 효과를 얻지 못할 수도 있다. 그리고 자신이 원하는 대로 근육을 움직이지 못하거나 부자연스러운 표정이 나타날 수도 있다. 근육의 깊이나 보톡스의 양 혹은 농도의 조절에 실패할 경우에도 마찬가지다. 하지만 어떤 경우라도 보톡스는 영구적으로 남지 않는다. 3~6개월 정도가 지나면 원래의 상태로 돌아온다.

Q 보톡스의 효과는 얼마나 지속될까?

A 일반적으로 3~6개월이면 보톡스가 체내에서 모두 사라진다. 가능하다면 1년에 2번 정도 정기적으로 관리를 받는 것이 좋다.

Q 좌우가 다르게 발달한 표정근을 치료하지 않고 그냥 두면 어떻게 될까?

A 표정근이 비대칭적으로 발달한 사람들을 보면 더 많이 발달한 쪽, 즉 더 많이 움직이거나 수축하는 쪽으로 더 자주 더 많이 씹는 습관을 가진 경우가 많다. 근육의 발달은 아무래도 얼마나 많이 사용하느냐에 달려 있기 때문이다. 한쪽으로 더 많이 씹는 것은 전신의 균형을 해칠 뿐 아니라, 한쪽 치아를 더 빨리 닳게 하고, 한쪽 얼굴의 주름을 더 깊게 파이게 하는 원인이 된다. 때문에 치아를 전체적으로 사용해서 골고루 씹도록 노력하고 틀어진 균형을 맞추도록 해야 한다.

하지만 단순히 씹는 습관의 문제가 아니라 치아의 교합 자체에 문제가 있는 경우라면, 근본적인 원인을 찾고 그것을 적극적으로 치료하는 것이 좋다. 최근 일본에서는 안면비대칭과 관련된 부정교합을 교정하여 척추질환이나 턱관절 장애와 같은 중증질환을 호전시킨 경우가 많이 보고되고 있다. 올바른 치아 맞물림이 얼마나 중요한지를 보여주는 사례다.

Q 보톡스 치료는 치료시간이 얼마나 걸릴까?

A 원인이 되는 근육의 위치와 움직임을 진단하는 것이 중요하다. 짧은 시간 동안 대화
를 나누어보는 것으로도 진단할 수 있지만, 평소의 모습을 사진으로 찍어서 의사에
게 보여주면 더 정확하게 진단할 수 있고, 치료에도 도움이 된다. 아무래도 의사와
상담을 하면서 나오는 표정은 평소처럼 풍부하거나 다양하지 않기 때문이다. 치료
시간은 5~10분 정도면 끝난다. 국소마취 등을 하지 않기 때문에 치료 후 곧바로 일
상생활이 가능하다.

게 발달하기도 하지만, 경우에 따라 대칭을 이루지 않고 한쪽이 과하게
발달하기도 한다. 그런데 한쪽만 발달할 경우 더 많이 수축하는 쪽의 근
육을 더 자주 사용하게 되므로 그 근육 주위의 지방이나 콜라겐이 더 빨
리 감소한다. 그렇게 되면 얼굴의 좌우균형이 점점 더 맞지 않게 되고,
한쪽에 더 깊은 주름이 생기기도 한다.

문제는 이런 근육발달의 차이로 인해 의도하지 않게 비아냥거리는 표
정 혹은 냉정한 표정이 나타난다는 것이다. 비대칭적인 표정근의 움직
임은 입을 비뚤어져 보이게 할 뿐 아니라 전체적인 표정이나 이미지까
지도 비뚤어져 보이게 한다. 이런 것 또한 간단한 보톡스 시술로 좋은
효과를 거둘 수 있다.

22

아름다운 미소를 오래오래!
스컬트라의 마법

시대를 불문하고 아름다운 외모는 모든 이들이 선망하는 것이다. 클레오파트라는 아름다움을 유지하기 위해 맥주거품으로 목욕을 했다고 전해진다. 맥주거품에 있는 효모가 주름제거와 피부미백에 효과가 있어서다. 또 양귀비는 부드럽고 윤기 나는 피부를 지키기 위해 장미꽃잎을 담근 물에 목욕을 했다는데, 실제로 장미꽃잎에는 비타민C, 탄닌, 구연산 성분이 있어서 피부의 노화를 막아주고 피부톤을 맑고 투명하게 가꿔준다.

나이가 들어감에 따라 노화현상으로 피부에 주름이 생기는 것은 지극히 자연스러운 현상이다. 하지만 하루하루 늘어가는 주름살을 보다 보면, 솔직히 기분이 울적해진다. 게다가 주름에 자꾸 신경 쓰다 보면 미소를 짓는 일에도 인색해지고 감정적으로도 움츠리게 된다. 사실 한번 생긴

주름은 잘 없어지지 않는다. 또한 한번 탄력을 잃은 피부도 웬만한 방법
으로는 되돌리기 힘들다. 시간이 갈수록 점점 더 빠르게 진행되는 피부
노화는 외적으로나 내적으로나 심각한 콤플렉스를 야기할 수도 있다.

일상생활 속에서 노화를 예방하려면 충분한 수분섭취와 숙면이 중요
하다. 또한 자외선차단제와 같은 기능성 화장품을 꼼꼼히 발라주는 것
도 중요하다. 다행히 요즘은 얼굴의 균형을 유지하고, 노화로 인한 변화
의 속도를 늦춰줄 수 있는 의학적 방법들이 꽤 많다.

자가 콜라겐을
재생시켜주는 스컬트라

피부노화는 콜라겐과 관계가 있다. 콜라겐은 피부를 탱탱하고 탄력 있
게 만들어 주름을 덜 생기게 해주고 피부를 젊게 만들어준다. 하지만 문
제는 피부 속에 있는 콜라겐이 해마다 1%씩 감소하고 있다는 점이다.
보통 20대 중후반이 되면 피부노화가 시작되는데, 얼굴에 탄력이 사라

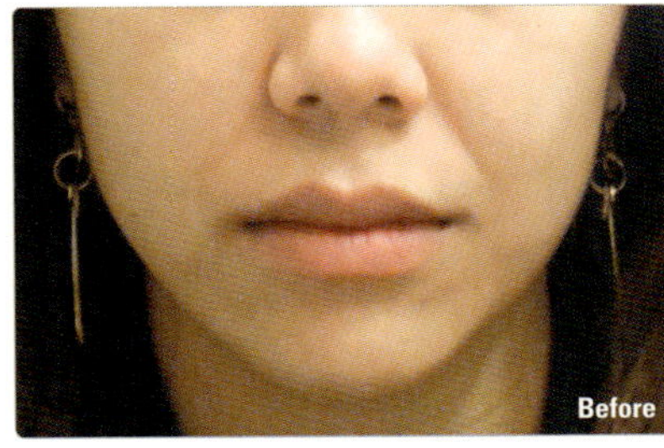

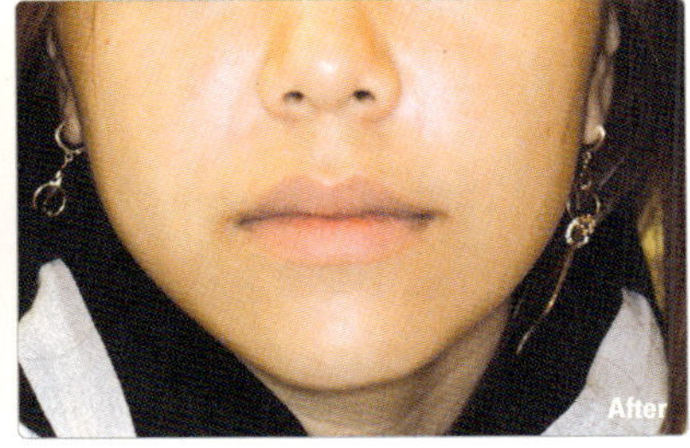

● 깊어져가는 팔자주름을 스컬트라로 완화시켰다.

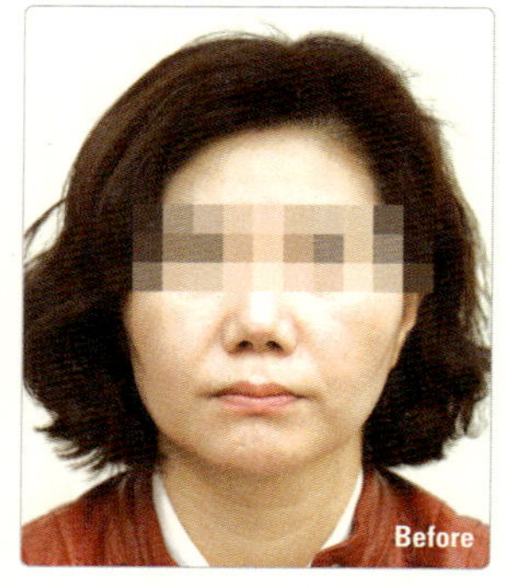
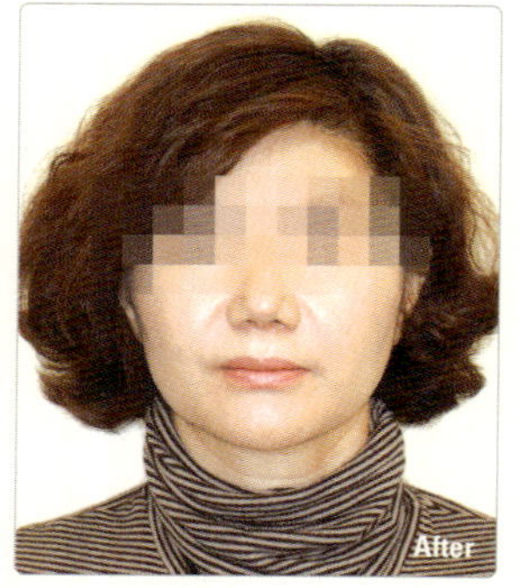

● 꺼져가는 볼에 스컬트라 시술을 했다. 탄력 있어 보이고 입체감이 살아났다.

지고 주름이 생기며 피부가 처지는 현상이 나타난다.

따라서 탱탱하고 탄력 있는 피부를 유지하기 위해서는 피부 속 콜라겐 생성을 활성화시키는 것이 큰 도움이 된다. 콜라겐이 풍부하다는 돼지껍질, 닭발, 사골 등의 음식을 많이 먹는 것도 도움이 된다고 알려져 있지만, 실질적으로 이러한 음식들을 먹을 때 우리 몸이 흡수하는 콜라겐의 양은 매우 미미하다. 그래서 이런 음식보다는 차라리 콜라겐 생성을 활성화시키는 데 도움이 되는 비타민C를 과일과 채소를 통해 섭취하는 것이 효과적이다. 비타민C의 함량이 높은 식품으로는 딸기, 오렌지, 고추, 시금치 등이 있다. 또한 비타민B군도 콜라겐 활성화에 좋은데, 견과류와 버섯, 채소 등에 풍부하게 들어 있다.

이런 식습관과 함께 피부노화를 예방하는 동안시술도 아름다운 미소를 오래도록 유지하는 비법이다. 보톡스와 함께 최근 각광받고 있는 시술 중에 '스컬트라Scultra'라는 것이 있다. 주름을 완화시키고 저하된 탄력을 개선하는 시술이라는 점에서 보톡스와 비슷하다고 생각할 수 있지만, 확연히 다른 차이점이 있다.

보톡스 vs. 자가지방이식
vs. 스컬트라

보톡스는 앞서 언급한 바와 같이, 보툴리눔이라는 화학물질을 주입해 주름을 만드는 근육의 운동을 저하시킴으로써 팔자주름이나 표정주름 등 잔주름을 없애는 데 효과적이다. 하지만 이는 내부의 콜라겐 재생을 돕기보다는 겉으로 보이는 노화의 증상들을 위장해주는 방식이다. 또한 보톡스는 시간이 지나면 사라지는 신데렐라의 마법과도 같다. 그래서 의학자들은 어떻게 하면 그 효과를 영구적으로 지속시킬 수 있는지를 고민했고, 그 결과로 만들어진 것이 스컬트라다.

최근 스컬트라에 대한 관심이 높아지고 있는데, 스컬트라는 원래 'PLLA Poly-L-Lactic Acid'라는 물질의 화학명으로, 수술할 때 쓰던 의료용 봉합사의 성분이었다. 내장기관을 수술할 때 장기를 꿰매는 경우가 있는데, 수술을 마치고 장기가 아문 후에 봉합사를 다시 꺼낼 수가 없어서 인체에 해가 없고 시간이 지나면 녹아 없어지는 물질을 이용하게 되었다. 이때 사용하던 물질이 바로 스컬트라의 기원이다. 그런데 스컬트라가 인체에 들어가서 분해된 뒤 그 부분에 콜라겐이 합성된다는 사실이 밝혀지면서, 의학자들은 스컬트라 활용에 관한 연구를 발전시켰고 미용 치료에 이용하게 된 것이다.

즉, 스컬트라는 콜라겐 합성을 촉진하는 물질이다. 체내에서 콜라겐이 생성되도록 도와주는 역할을 하기 때문에 필러 등을 통해 인위적으로 볼륨을 채워주는 기존의 주름치료 시술과는 다르다. 시술 후 3~7일

사이에 거의 흡수되어 사라진 것처럼 보였다가 7~28일 사이에 다시 콜라겐이 합성되어 피부 깊숙이 자리 잡은 주름과 푹 꺼진 볼을 자연스럽고 매끈하게 채워주는 듯한 효과를 낸다. 또한 본래 자신의 피하에 존재하던 콜라겐과 연결고리를 통해 서로 결합하면서 자연스러운 얼굴선의 긴장감과 리프팅 효과를 보여준다.

부위에 따라 다르지만 얼굴 전체에 걸쳐 시술할 경우 스컬트라 시술에 걸리는 시간은 1시간 정도이고, 시술 후 곧바로 일상생활은 물론 대인관계 등의 업무에도 복귀할 수 있다. 4주 간격으로 2~3회 정도 치료를 받는 것이 좋다.

나이가 들면 콜라겐이나 지방이 감소하면서 얼굴의 특정 부위가 움푹 파이고, 주름이 생기거나 얼굴선이 처지는 문제가 생긴다. 이런 문제를 해결하기 위해서 이전에는 자가지방을 이식하거나 필러를 넣는 시술을 했다. 자가지방이식은 자신의 지방조직을 이용해 면역 거부반응이 없다는 점에서 각광받았지만, 지방흡입 등 부가적인 수술에 대한 부담감과 이로 인해 발생할 수 있는 흉터 등을 감수해야 한다. 특히 먼저 자신의 지방을 수술로 빼내야 한다는 것에 대한 두려움과 거부감을 가질 수 있고, 지방이 적고 근육이 많은 남자들의 경우에는 적합하지 않은 시술이라는 문제점이 있다.

하지만 스컬트라는 지방흡입이라는 부가적인 수술이 필요 없고, 언제라도 필요한 치료를 할 수 있다는 장점이 있다. 또한 스컬트라는 단순히 그 부분을 채워주는 것에 그치지 않고, 새롭게 콜라겐을 만들어내는 효과가 있기 때문에 볼륨감이나 탄력, 피부의 감촉 등에 대해서도 매우 만족스러운 결과를 기대할 수 있다.

스컬트라는 특정 부위가 아니라 얼굴 전체에서 매우 유용하게 쓸 수 있다. 특히 지방층이 얇은 관자놀이 부위나 눈밑, 눈꼬리, 이마 등의 부위는 이전의 어떤 시술로도 보여주지 못했던 최적의 결과를 보여준다. 나이가 들면서 볼이 움푹 꺼지거나 얼굴에 음영이 생기기도 하는데 그러한 부위를 복구하는 것은 물론이고, 원래의 얼굴보다 빛을 조금 더 아름답게 반사할 수 있도록 입체감을 높이는 것도 스컬트라 시술의 주요 목적 중 하나다.

미소의 불균형을
완벽하게 해결할 수 있다?

얼굴근육의 동적인 움직임과 관련된 미소의 불균형은, 앞에서 알아본 비대칭미소, 틀니미소, 거미스마일 등이다. 특히 틀니미소는 나이가 들면서 전체적으로 아랫입술이 내려가고 힘이 없어 처지면서 생기는 현상인데, 필요한 부위에 스컬트라 시술을 해 콜라겐 생성을 유도해주면 틀니미소를 해결할 수 있고, 더 아름다운 스마일 라인을 가질 수 있다.

또한 거미스마일은 반대로 윗입술의 힘이 과도해 조금만 웃어도 입술이 훌훌 올라가는 현상이다. 이런 경우는 보톡스를 이용해서 입술근육의 활성도를 조절하기도 하지만, 그 효과가 5~6개월이면 사라진다는 단점이 있었다. 마찬가지로 거미스마일에도 스컬트라 시술을 통해 콜라겐 생성을 활성화시켜주면서, 자연스럽고 아름다운 미소를 만드는 데 큰 도움을 준다.

비대칭미소도 마찬가지다. 얼굴근육이 과도하게 비대칭적으로 활성화되어, 콜라겐이나 지방이 한쪽만 더 많이 감소하면서 생기는 문제이므로 이것 또한 스컬트라 시술로 도움을 받을 수 있다. 무엇보다 치과에서 시술하는 스컬트라는 입안을 통해 시술하기 때문에 피부가 민감한 사람이라도 흉터가 남지 않고, 시술 직후에도 주사자국 같은 흔적이 남지 않는다. 지속기간은 2~3년 정도로 긴 편이다. 약품 제조사에서 권장하는 시술 회수는 1개월 간격으로 3회 정도지만, 나이가 젊다면 1~2회 시술로도 만족스러운 결과를 얻을 수 있다.

스컬트라는 시술 직후에도 곧바로 일상생활에 복귀할 수 있고, 부자연스러운 과도기를 거치지 않는다는 장점이 있다. 시술목적에 따라 약품을 희석하는 농도가 다르고, 주입하는 해부학적 위치도 매우 중요하다. 잘못하면 기대했던 것과는 전혀 다른 결과를 가져올 수 있으므로 정교한 시술이 필요하다.

또한 사람에 따라 피부노화의 원인과 상태가 다르므로 무턱대고 스컬트라를 선호할 게 아니라 전문의와 상담한 후 보톡스나 필러와 병행하거나 상황과 조건을 고려해서 자신에게 더 적합한 시술을 받는 것이 좋다.

23

잇몸성형으로
망설임 없이 활짝 웃자!

사회생활과 대인관계에서 자신의 이미지를 결정하는 중요한 포인트 중 하나가 바로 미소다. 그런데 이 '아름다운 미소'라는 것이 생각보다 꽤 어렵다. 대부분의 사람은 무표정한 얼굴보다는 웃는 얼굴이 더 친근해 보이고 예뻐 보이기 마련인데, 간혹 웃지 않는 게 더 나은 사람도 있다. 연예인들도 마찬가지여서, 가만히 있으면 무척 예쁜 얼굴인데 희한하게도 웃으면 어색해지는 사람이 있다. 반면 얼굴 생김새는 좀 평범한데, 웃는 모습이 기가 막히게 아름다운 사람도 주위에서 찾아볼 수 있다. 보는 사람까지 기분 좋게 만들어주는 그 미소의 비밀은 뭘까? 반대로 웃을 때 어색해지는 사람은 그 이유가 뭘까?

일반적으로 '아름다운 미소'의 조건은, 치아의 배열과 색깔, 잇몸의 색깔과 드러나는 넓이 정도를 생각해볼 수 있다. 먼저 치아는 배열이 가지런하고, 색깔이 하얗고 깨끗한 것이 좋다. 그리고 웃을 때 윗니, 아랫니와 함께 건강한 연분홍빛 잇몸이 자연스럽게 보여야 한다.

가지런하고 깨끗한 치아를 가졌다 하더라도 잇몸의 색깔이 칙칙하고 어둡거나 울퉁불퉁하면 좋지 않은 인상을 줄 수 있다. 특히 취업이나 대학입시 등 중요한 면접을 앞둔 사람들의 경우, 잇몸의 색깔이 칙칙하면 어딘가 아프고 어두운 느낌을 준다. 실제로는 전혀 그렇지 않더라도, 왠지 솔직하지 못하고 음흉한 인상을 풍기기도 한다. 그렇다면 정말 억울한 일이 아닌가?

눈이나 코가 아닌 잇몸을 성형한다? 생소하게 들릴 수도 있지만 환하게 웃을 때 잇몸이 예쁘게 보이지 않는 사람이라면 한번쯤 잇몸성형을 생각해보는 것도 좋을 것 같다. 얼굴의 다른 부분과 마찬가지로 입모양, 특히 웃을 때 보이는 치아와 잇몸의 아름다운 조화를 스마일 라인이라고 하는데, 사람의 웃는 인상을 결정짓는 매우 중요한 부분이다. 완벽한 스마일 라인과 희고 가지런한 치아는 환상의 짝꿍이라고 할 수 있다.

20대 남자인 P는 웃을 때마다 주위 사람들에게서 비슷한 질문을 들어 늘 곤혹스럽다. 잇몸이 왜 그렇게 시커먼지를 묻는 것이다. 담배를 많이 피워서 그런 것이 아니냐고 담배 좀 줄이라는 잔소리를 듣기 일쑤다. 하지만 사실 P는 간간이 피우던 담배마저도 얼마 전 금연 열풍에 힘입어 끊은 터였다. 그러니 사람들이 물을 때마다 어떻게 대답해야 할지 난감하기만 했다. 더군다나 아직 결혼도 안했고, 앞으로 졸업 후에 취업면접도 봐야 하는데, 웃을 때 보이는 검은 잇몸이 혹시라도 나쁜 인상을 주지는 않을까 걱정이다.

사람마다 피부색이 다르듯 잇몸의 색깔도 다 다르다. 게다가 백인에
비해 아시아인들은 색소가 침착되는 정도가 더 심하게 나타나는 편이다.
필자를 찾아온 P의 잇몸을 진단해보니 그의 잇몸이 검은 이유는 잇몸에
점이 많기 때문이었다.

잇몸에 점이 있다? 처음 들어본 얘기일 수도 있다. 의학적으로 점은
'멜라닌'이라는 색소 때문에 생기는 것인데, 잇몸에도 쉽게 점이 생긴
다. 멜라닌은 정도에 따라 시커멓게 보이기도 하지만 갈색의 얼룩을 띄
기도 한다. 이런 잇몸의 점은 레이저나 화학약품 혹은 외과적인 방법으
로 제거할 수 있고, 간단한 국소마취를 한 후에 1~2회 정도만 시술하면
쉽게 고민을 해결할 수 있다.

일반적으로 건강한 잇몸은 연분홍색을 띠고 있으며, 웃음을 더욱 밝
게 만들어준다. 하지만 어둡고 칙칙한 잇몸 때문에 환하게 웃지 못하는
경우도 꽤 많다. 마음 편하게 활짝 웃지 못하니 어딘지 모르게 자신감이
없어지고 위축되며 사람 자체가 어두워 보인다. 하지만 더 이상 고민할
필요가 없다. 선천적으로 잇몸에 멜라닌 색소가 많은 경우는 물론이고,
후천적으로 멜라닌 색소가 침착되어 잇몸색이 변한 경우, 카페인 섭취
나 흡연으로 인해 잇몸색이 어둡게 변한 경우에도 모두 간단한 잇몸색
소 제거치료로 멜라닌 색소를 제거할 수 있다. 간단한 시술로 누구나 분
홍빛의 건강하고 아름다운 잇몸을 가질 수 있다.

얼굴에는 화이트닝,
잇몸에는 잇몸색소제거술

20대 후반의 헤어디자이너 S는 시원한 웃음과 예쁜 외모, 세련된 매너로 주변 사람들에게 인기가 많았다. 일도 야무지게 잘해서 좋은 평가를 받았고, 늘 밝고 건강하게 생활하는 사람이었다.

S는 예전에 약간 벌어지기 시작한 치아 사이를 레진으로 붙여놓았는데, 시간이 지나면서 그것이 떨어져 필자의 병원에 찾아왔다. 벌어진 치아는 라미네이트로 치료를 했다. 그런데 치료과정에서 찍은 치아사진을 보며 필자와 이야기를 나누던 중에 S는 잇몸색이 갈색이라 콤플렉스라고 말했다. 잘 모르는 사람들이 잇몸색만 보고 자신을 흡연자로 오해하는 것도 신경이 쓰인다고 했다. 더구나 얼마 전에 방송에 나온 구강암 환자의 입속 사진을 보고 깜짝 놀랐다는 것이다. 구강암에 걸리면 입안의 점막과 혀에 갈색 병변이 보일 수 있다는 이야기를 들었기 때문이라고 했다. S는 생각할수록 잇몸색깔이 신경 쓰인다며, 없앨 수 있다면 제거하고 싶다고 하소연했다.

S처럼 잇몸색깔이 어두워서 흡연자로 오해받는 사람들이 종종 있다. 하지만 이것은 흡연으로 인한 색소침착이 아니다. 흡연으로 인한 색소침착은 보통 치아표면이나 혀의 점막을 갈색으로 변색시키지 잇몸을 어둡게 만들지는 않는다.

잇몸색이 어둡다면 보통은 유전적인 이유 때문인 경우가 많다. 직접적인 원인은 잇몸 상피 하부에 멜라닌 색소가 침착되기 때문이다. 또한

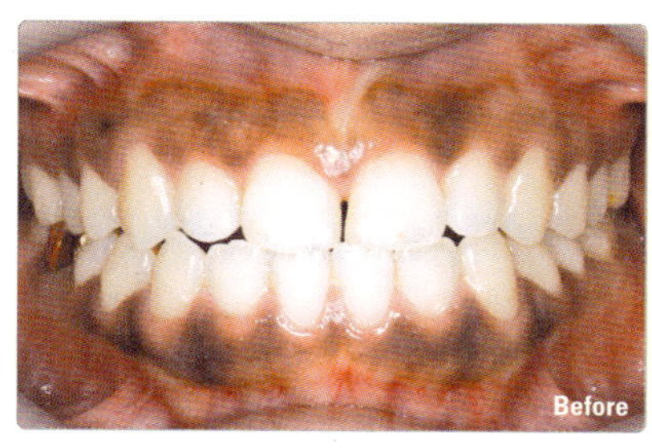

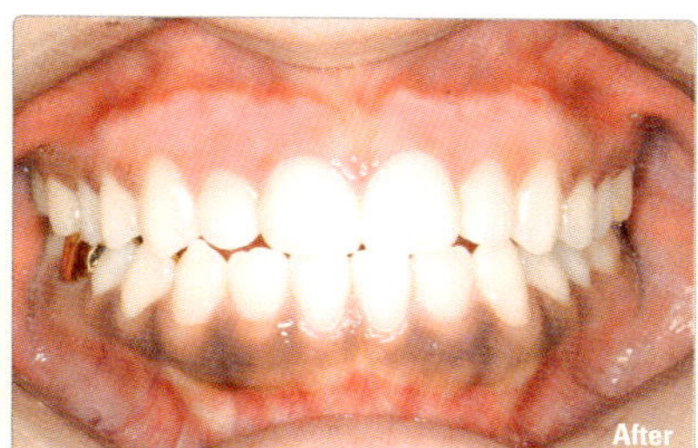

● 색소제거술로 갈색 잇몸을 핑크빛으로 바꾸었다.

구강암과 같은 악성 병변은 표면이 매끈하지 않고 울퉁불퉁한 증식성 병변을 보이기 때문에 잇몸의 갈색소증과는 뚜렷이 구분된다. 잇몸의 갈색소증은 대부분 치료 후 재발하는 경향을 보이지 않지만 유전적으로 멜라닌 색소형성이 활발한 사람이라면 간혹 재발하는 경우도 있다.

잇몸색을 치료하기 위해서는 국소마취 후 진피층의 멜라닌을 제거하는 방법을 사용한다. 레이저 등을 이용한다.

잇몸은 치아를 둘러싼 치조골을 덮고 있는데 그 두께가 그다지 두꺼운 편이 아니라서, 치조골막에 직접적인 접촉이 일어나지 않도록 주의해야 한다. 멜라닌 색소의 제거 깊이를 조절하면서 동시에 치아경계의 잇몸 모양이 손상되지 않도록 최소 2~3mm의 거리를 두고 제거한다.

보통 수술 후 1주일 정도가 지나면 정상적으로 잇몸이 재생되어 분홍색의 건강한 잇몸을 확인할 수 있다. 대부분의 경우 색소제거술 직후 이틀 정도는 감염을 막고 잇몸을 보호하기 위해 의료용 보호팩을 고정해서 붙여둔다. 전체 치료시간은 30분 정도이고, 치료 후에는 통상적인 항

생제와 진통제를 3일 정도 복용한다. 5% 미만의 특이체질을 제외하고 대부분의 경우는 1회 수술이면 끝난다.

치료 후 S는 더욱 활기찬 미소와 자신감을 되찾았다. 그 후로 5년 정도 시간이 흘렀지만, 그녀의 미소는 여전히 핑크빛 잇몸 덕분에 더욱 화사하고 시원스럽다.

답답한 인상을 주는 짧은 치아, 잇몸절제술로 해결한다

40대 방송인 K는 웃을 때 잇몸이 많이 보이고 치아가 짧아 보이는 것이 늘 불만이었다. 답답한 인상을 주는 것은 둘째 치고, 식사할 때마다 다른 사람들보다 음식찌꺼기가 치아와 잇몸 경계에 많이 달라붙는 것 같아서 늘 신경이 쓰였다. 특히 밖에서 식사를 하고 양치를 못하는 경우에는 더 많이 조심스러웠다.

K의 경우처럼 치아의 길이가 짧으면 어딘가 답답한 인상을 줄 수 있다. 특히 잇몸이 통통하거나 치아를 많이 덮으면 더 답답해 보인다. 의학적으로 봤을 때, 가장 이상적인 치아의 길이는 약 12mm 정도다. K처럼 치아를 과도하게 덮은 잇몸 때문에 고민이라면, 잇몸절제술을 고려하는 것도 좋다. 치아에 비해 상대적으로 잇몸이 유난히 길거나, 앞니를 덮은 잇몸이 어금니 쪽 잇몸보다 길이가 더 긴 경우에는 잇몸을 절개하는 시술을 통해 시원한 미소를 만들 수 있다.

잇몸성형은 잇몸의 높이가 비대칭이거나, 잇몸이 치아를 너무 많이 덮어 치아가 짧아 보이는 경우에 좋다. 잇몸을 성형하는 방법은 여러 가지가 있지만, 보편적으로 외과적인 시술을 통해 잇몸을 절제하는 방법으로 많이 이루어진다. 보통은 1회로 시술이 끝난다.

잇몸성형은 잇몸의 두께와 좌우 대칭성, 치아를 덮는 정도 등을 사전에 세밀하게 고려하여 시술해야 한다. 잇몸절제술의 경우 절제할 수 있는 잇몸의 양이 있어야만 시술이 가능하다는 점도 유의해야 한다. 또한 잇몸라인의 좌우대칭을 조화롭게 맞춰서 시술해야만 웃을 때 앞니의 라인과 부드럽게 연결되기 때문에 심미적인 테크닉이 매우 중요하다.

또한 시술 후 1주일 정도는 자극적인 음식을 피하고, 칫솔질도 너무 과도하게 하지 않도록 주의해야 한다. 커피나 콜라 같은 착색의 우려가 있는 음료의 섭취를 줄이고, 만약 섭취했다면 곧바로 물로 헹구는 습관을 갖는 게 좋다. 시술 이후에도 꾸준히 스케일링을 하는 등 지속적인 관리가 중요하다.

K는 필자를 찾아와서 상담을 했고, 자신의 오랜 고민을 해결해줄 수 있는 간단한 시술이 있다는 사실에 무척 기뻐했다. 그래서 큰 고민 없이 바로 간단한 국소마취를 한 후에 1.5~2mm 정도의 잇몸을 절제하는 시술을 받았다. 치아를 과도하게 덮고 있는 잇몸은, 의학적으로 '가성 치주낭'을 형성했기 때문에, 아무리 칫솔질을 잘해도 음식찌꺼기가 들어가기 쉽고 세균의 증식에 유리한 환경을 만든다.

잇몸이 치아를 많이 덮고 있는 것이 어찌 보면 사소한 문제로 여겨질 수도 있지만, K에게는 매우 중요한 문제였다. 사회생활을 하다 보면 중요한 식사자리가 많은데, 그런 자리에서 예전과 달리 마음 편하게 식사할 수 있게 된 것만으로도 무척 만족스러워했다. 거기에 덤으로 시원스러워 보이는 치아까지 얻게 되어서 매우 기쁘다고 했다. 마치 다른 사람의 치아를 보는 것처럼 새로운 인상으로 변했다는 후문에 필자도 기뻤다.

24

매력남녀의 필수조건
하얀 치아

자동차 판매사원인 30대 초반의 D는 언제부터인지 고객들이 자신의 웃는 모습을 보고 시선을 돌린다는 것을 느끼게 되었다. 친절과 웃음이 생명인 영업맨에게 일종의 위기가 닥친 셈이다. D는 사람을 만나는 것을 매우 좋아하고 그것이 직업이라서 무척 행복해하는 사람이었다. 수년 전에는 우수 사원으로 뽑힐 정도로, 일명 '잘나가는 세일즈맨'이었던 것이다. 하지만 요즘 들어 왠지 실적도 예전 같지가 않다.

어느 날 무심코 거울을 보던 D는 누렇게 변한 치아를 발견하고 한숨을 쉬었다. 훤칠한 키에 매력적인 생김새로 외모에 관해서는 누구보다 자신이 있었는데, 어느새 거울 앞에는 피곤에 찌든 그냥 아저씨가 서 있는 게 아닌가? 곰곰이 생각해보니 쏟아지는 스트레스를 핑계로 하루에 1갑씩 담배를 피웠고, 시시때때로 6잔 이상 마셔댄 커피 때문인 것 같다. 탄력 없는 피부와 누렇게 변해버린 치아가 D의 웃음에서 매력을 빼앗아간 것이다. 매력과 활기가 사라졌으니 세일즈도 잘될 리가 없었다. D는 생각했다. '뭔가 특단의 조치가 필요해!'

최근 들어 치아를 하얗게 만들어주는 치아미백 시술을 받는 남성들이 부쩍 늘고 있다. 미용에 신경을 쓰는 여성뿐 아니라 남성들도 자신감을 높이기 위해 치과를 많이 찾는다. 남녀 불문하고 외모가 중요한 경쟁력이 된 만큼, 깨끗하고 스마트한 인상에 대한 요구가 늘었기 때문일 것이다. 필자의 치과 내원 기록만 살펴봐도 치아미백을 위해 병원을 찾아온 환자의 수는 해마다 꾸준히 증가하는 추세다.

특히 흥미로운 사실은 치아미백 시술을 받은 환자의 35%가 남성이라는 점이다. 과거에 비해 50% 정도 증가한 셈이다. 요즘은 사회적으로 흡연자들이 설 곳이 점점 줄어들고 있는데, 그런 영향 때문인지 금연을 선언한 남성들을 중심으로 좀 더 건강하고 깔끔한 이미지를 만들기 위해 치아미백을 결심하는 듯하다.

치아를 어느 정도로 하얗게 만들 것인가는 환자의 피부톤과 치아상태에 따라 상담한 후에 결정한다. 일반적으로 가장 자연스러운 느낌으로 시술하는 경우가 많지만, 일부 환자들은 더 밝고 하얀 치아색을 희망하기도 한다.

치아미백은 크게 라미네이트를 이용한 '보철미백'과 미백제를 사용한 '전문가미백'으로 나눠볼 수 있다. 어떤 미백을 하더라도, 먼저 치아가 변색된 이유가 무엇인지를 진단받은 후에 하는 것이 좋다. 원인에 따라 예방법과 미백시술 이후의 관리방법이 달라질 수 있기 때문이다.

크기도 색깔도 위치도 내 마음대로 하는 라미네이트

보철미백은 흔히 '라미네이트'라고도 하는데, 쉽게 말해 변색된 치아 위에 치아와 비슷한 재질인 '라미네이트'라는 인조치아 피막을 붙이는 것이다. 치아의 가장 바깥층인 법랑질이 닳았거나 거기에 균열이 생겨 화학적인 치아미백제만으로는 충분한 미백효과를 볼 수 없는 경우에 좋은 효과를 거둘 수 있다. 라미네이트는 치아미백 효과와 더불어 삐뚤어진 치아의 위치를 바르게 교정하거나 치아의 크기와 모양을 예쁘게 바로잡아주는 효과도 볼 수 있다는 게 중요한 장점이다. 또한 반영구적인 미백효과를 가져올 수도 있다.

라미네이트를 하는 게 좋을지 치아미백을 하는 게 좋을지에 대한 선택과 평가는 전문가와 함께 하는 것이 좋다. 타고난 치아의 색깔이나 형태, 투명도를 평가하고 직업이나 나이, 치아색에 대한 기대치 등에 대해 충분히 상담한 후에 최종적인 치료방법을 결정할 것을 권한다.

오래 입었던 흰 셔츠는 매번 표백제에 담가 열심히 세탁을 해도 처음 입었을 때 느꼈던 새것의 느낌은 아니다. 치아미백도 마찬가지다. 오랜 기간 동안 화학변화를 거쳐 누렇게 변한 상태라면 단순히 약품을 이용한 치아미백 시술만으로 완벽하게 하얀 치아를 가지기는 어렵다. 그런 경우에 라미네이트를 고려해볼 만하다.

기술 발전으로 만족도가 높아진 전문가미백

치과에서 미백제를 이용해 시술받는 전문가미백은, 시중에서 쉽게 구할 수 있는 저가의 미백제와는 달리 고농도의 제품을 사용하기 때문에 짧은 시간 내에 훨씬 집중적인 미백효과를 거둘 수 있다. 요즘은 열이 많이 발생하지 않는 미백 전용광선을 사용해 시술하기 때문에 예전에 많이 나타났던 치아시림 증상이 거의 없다. 또한 시술시간도 많이 단축되어서 예전처럼 오래 걸리지 않는다. 기술의 발전으로 이런저런 단점들이 많이 개선되어서 환자들의 만족도가 높은 편이다.

라미네이트를 제외한 치아미백은 눈에 확 띄는 극적인 효과를 얻기보다는, 시술을 받고 나서 다른 사람들이 볼 때 '어딘지 모르게 예뻐진 느낌' 혹은 '환하고 깔끔해진 느낌'이 드는 정도의 변화를 보여준다. 그래서 1년에 한 번쯤 중요한 행사가 있거나 기분전환이 필요할 대 받기도

치아미백 후 하얀 치아를 계속 유지하려면?

당근이나 사과처럼 섬유질이 풍부한 음식을 먹으면 침 분비를 촉진시켜 구강 내부의 자정작용을 도와주고 간접적으로 하얀 치아를 유지하는 데 도움이 된다. 또한 단백질과 칼슘이 풍부한 우유와 치즈 등을 많이 먹는 것도 치아를 하얗게 유지하는 데 효과적이다. 단백질과 칼슘이 치아표면을 보호해주기 때문이다. 반면 초콜릿, 레드와인, 재스민차, 녹차 등 색소가 들어 있는 음식은 피하는 것이 좋다.

가장 손쉽게 실천할 수 있는 방법 중 하나는 바로 식사 후에 물을 마시는 것이다. 양치질을 하는 것이 최선이지만, 외식을 하거나 당장 이를 닦을 수 없는 상황이라면, 물 1잔이 큰 도움이 된다. 물을 마시면 잇몸 사이에 낀 음식물 찌꺼기를 빨리 제거할 수 있고, 음식의 당분이 분해되어 치아표면에 산이 생기는 것을 막아주기 때문이다.

한다. 한 대기업은 사원들에게 금연을 독려하기 위해 치아미백 관리권을 선물한다고 한다. 치아미백을 하고 나면 금연에 대한 결심이 더욱 굳어지는 장점이 있기 때문이다.

치아미백 시술을 받은 후에는 금연은 물론이고 콜라나 커피, 와인처럼 치아변색에 영향을 주는 음식을 피하는 게 좋다.

치아미백도 나이에 따라 방법이 다르다

다른 치료도 마찬가지지만, 치아미백도 나이에 따라 치료방법이 달라진다. 20~30대에 일반적으로 시행하는 치아미백은 치아를 구성하는 법랑질에 산소방울을 포함한 미백약제를 효과적으로 침투시켜 착색요인을 제거하는 것이다. 과거에는 미백약제의 침투를 활성화하기 위해 열적외선을 사용했지만 최근에는 미백약제를 활성화시키는 파장을 지닌 레이저나 플라즈마 라이트, LED 광원 등을 사용한다. 그러므로 법랑질의 양이 풍부하고 치아가 건강할수록 미백효과는 좋게 나타난다.

40대 이후에 연령이 높아질수록 치

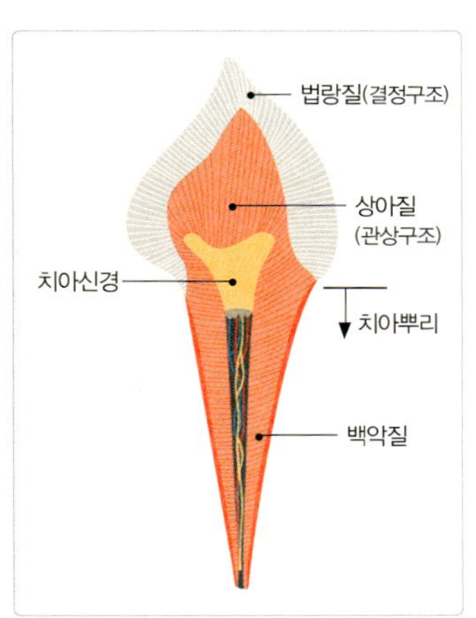

● **치아단면도**

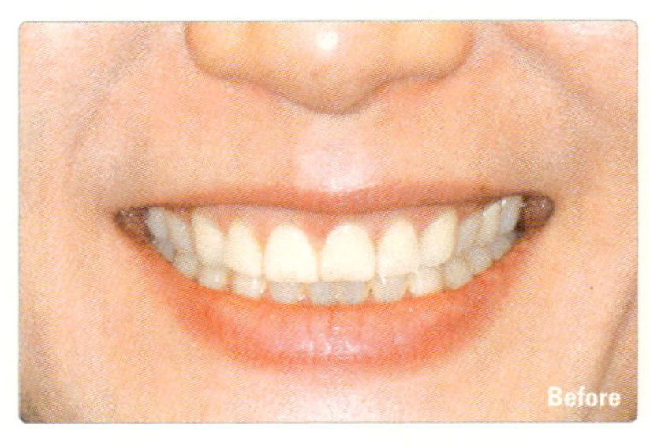
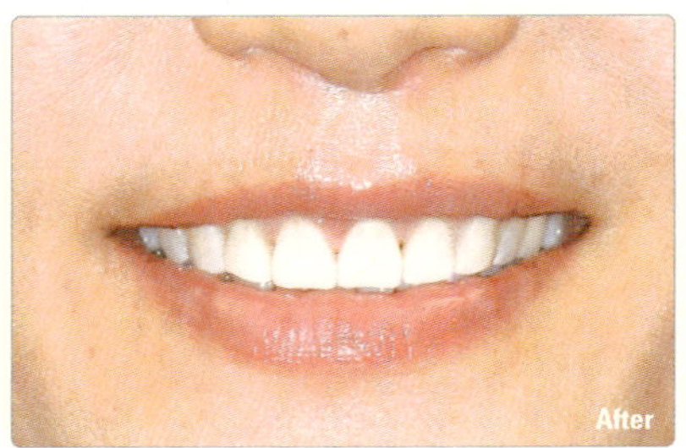

● 치아미백 시술 후 치아색이 훨씬 밝아졌다.

아의 가장 바깥층을 이루는 법랑질은 어느 정도 마모된다. 또한 잇몸도 위로 올라가면서 치아의 뿌리를 이루는 백악질(치근을 싸고 있는 물질)이나 상아질(치관을 싸고 있는 물질)이 드러난다. 이러한 생리적인 변화로 인해 법랑질이 마모된 경우에는 적절한 보호와 마모된 부분들을 보호해주는 레진치료나 미백 전 보호가 필요하다. 미백약제가 직접 닿지 않게 보호하는 과정도 필요하다.

또한 법랑질이 마모되면 치열에 변화가 나타나기도 해 고른 치열이 점차 겹쳐지거나 부분적으로 1~2개의 치아가 튀어나오기도 하는데, 이러한 모든 생리적 변화는 치아미백의 효과를 저해할 수 있는 요인이다. 그러므로 밝은 치아색을 유지하려면 치아표면이 마모되지 않도록 칫솔의 선택과 칫솔질의 방법에 세심한 주의를 기울여야 한다. 그리고 치아 위에 치아색과 유사하고 강도가 좋은 치과용 세라믹을 붙여주는 라미네이트나 레진 등을 붙여주는 시술을 병행해 치료하는 것도 고려할 수 있다.

참고로 치아미백 효과를 가장 저해하는 흡연은 미백 유지기간을 단축시킨다. 또한 차(특히 재스민차)나 콜라 등의 기호식품은 하루 1~2잔 정도는 상관없지만 그 이상은 착색에 영향을 줄 수 있으므로 많이 마시거나 입안에 오래 머금고 있지 않는 것이 좋다.

철저한 구강관리와 올바른 칫솔질이야말로 혼자서 할 수 있는 가장 좋은 치아미백 방법임을 명심해야 할 것이다. 치아미백은 치아의 마모 정도나 잇몸의 퇴축 등 고려해야 할 사항들이 많고, 무엇보다 개개인의 변색 정도나 치아상태가 다르기 때문에 반드시 치과의사의 처방에 따라 자신의 상태에 맞게 관리하는 것이 가장 바람직하다.

25

쌍꺼풀수술보다 더 간단한
치아성형, 라미네이트

미국의 치과의사협회가 참여한 한 연구조사에 따르면, 매력적인 미소를 갖고 싶다는 사람들의 욕구가 치아를 더욱 건강하게 만드는 데 매우 중요한 요인이 될 수 있다고 한다. 치아는 음식을 씹는 기능과 함께 얼굴을 더욱 매력적으로 보이게 만드는 데 중요한 비중을 차지하는 것으로 인식되고 있다. 이런 생각 때문에 사람들은 더욱 열심히 치아를 가꾸고 관리한다. 외모를 아름답게 만들려는 여러 노력 중 하나로 자리 잡게 된 것이다. 그리고 이러한 노력은 매력적인 미소를 통해 자신감을 높일 뿐만 아니라 치아건강을 유지하는 데도 큰 도움을 준다.

하지만 안타깝게도 치아 중에서 외모에 가장 중요한 영향을 미치는 앞니는 넘어지거나 부딪쳤을 때 가장 먼저 위험에 노출되는 부위다. 그래서 깨지거나 손상되기 쉽다. 게다가 콜라, 과일주스 등 산성음료를 마실 때는 물론이고 달콤한 것이나 딱딱한 것을 깨물거나 자를 때도 어김없이 사용되는 치아다. 그리고 앞니는 어금니처럼 두껍고 튼튼하지도 않아서 벌어지거나 깨지거나 변색되는 경우가 많다.

필자가 운영하는 치과에 내원한 300명의 성인남녀를 대상으로 조사해보니 약 37%가 앞니에 대한 심미적인 치료의 경험이 있는 것으로 나타났다. 이것은 거의 3~4명당 1명이 기능적인 문제를 해결하려는 치료가 아닌, 아름다움을 위한 앞니 치료를 경험한 것이라고 볼 수 있다. 그리고 이 가운데 절반가량은 조금 더 자연스럽고 아름다운 치료결과를 위해 재치료를 받고 싶다는 의견을 밝혔다.

앞니 치료에 대한 치료방법과 치료기술은 끊임없이 발전하고 있다. 불과 몇 년 전까지만 해도 무조건 깎고 씌우는 게 전부였지만, 최근에는 치아를 깎아내지 않고 그대로 유지하면서 다양한 치료를 한다. 치아가 삐뚤어졌거나, 치아의 크기가 너무 작아서 보기에 좋지 않을 때, 앞니 사이에 틈이 너무 많이 벌어진 경우에도 치아의 모양을 다듬거나 치아 색상을 밝고 환하게 바꿔주는 심미치료를 더 많이 시행하고 있다. 0.2~0.3mm의 초박형 세라믹으로 치아를 코팅하면서 치아의 모양과 색을 개선하는 것이다.

웃는 모습은 누구나 다 아름답다. 하지만 자신의 미소가 특별히 매력적이거나 호감을 불러일으키는지에 대해서는 다들 조금 다르게 대답한다. 특별한 삶을 살고 싶다면 아주 사소한 부분이라도 남과 달라야 한다는 유대인의 속담처럼, 자신 있고 건강한 아름다움을 가지기 위해서는 치아도 지속적인 관리와 노력이 절실하다.

정교한 손기술로 완성하는
치아 위의 예술, 라미네이트

현직 교사인 K는 벌어진 앞니 때문에 큰 고민에 빠졌다. 앞니가 벌어져 말을 하거나 웃을 때 사람들에게 신뢰감을 주기가 어려웠다. 또한 사람들과 대화를 할 때 상대방이 왠지 모르게 자신을 가볍고 우스운 사람으로 취급하는 것 같은 느낌이 들어 매우 신경이 쓰였다. 게다가 직업이 직업인지라 아이들 앞에서 하루 종일 수업을 해야 하는데, 그럴 때마다 아이들이 온통 자신의 치아만 쳐다보는 것 같아 주눅이 들곤 했다. 가끔 짓궂은 남학생들은 대놓고 놀리기까지 한다. 더군다나 최근에는 신학기를 맞아 진학지도를 위해 학교에 찾아오는 학부형들을 많이 만나야 하는데, 가까이 대면해서 상담을 해야 하니 그에 따른 부담감이 이루 말할 수가 없다. 이런 K의 고민을 알고 있는 주변 사람들이 라미네이트를 권유했지만, 라미네이트는 치아를 깎아내야 한다는 점 때문에 K는 망설이는 중이다.

1980년대부터 시작된 라미네이트는 쉽게 말해 치아에 옷을 입히는 것 혹은 치아에 반영구 메이크업을 하는 것이라고 생각하면 된다. 치아색과 유사하고 강도가 높은 치과용 세라믹과 치아 법랑질에 접착이 가능한, 투명하고 조화로운 치과용 접착술의 발전이 치아 위에 예술을 입히는 마술 같은 과학을 가능하게 했다고 볼 수 있다.

라미네이트는 못생기고 얼룩덜룩한 치아 위에 얇은 결정화 유리의 피막을 입히는 것이다. 외부 착색에 오염되지 않을 뿐 아니라, 하얗게 빛나는 눈부신 치아로 변신할 수 있게 해준다. 치아의 색과 모양을 변화시키거나 손상시키지 않고 망가진 치아표면을 보호해주는 시술로, 자연스러우며 내구성이 좋은 결정화유리를 기본 재료로 사용하는데, 이것은 실제 치아보다 더 강하고 더 아름다운 치아표면을 만들어준다. 생체 친화적이기 때문에 잇몸에서 거부 반응을 일으키는 일이 거의 없고, 방탄유리 수준의 내구성과 진주 같은 우아한 색감을 가졌다. 또한 오랫동안 유지할 수 있다는 것이 큰 장점이기도 하다. 덧붙인 흔적조차 거의 없어서 라미네이트를 치료한 의사인 필자조차도 가끔은 오랜 시간이 지난 후에 환자의 치아를 보면서 어떤 치아가 라미네이트를 한 치아인지 헷갈릴 때가 있을 정도다. 그만큼 자연스럽다.

필자는 라미네이트야말로 치아의 배열이 고르고 건강한 경우라도 한 번 해볼 만한 궁극의 심미치료가 아닐까 하는 생각이 든다. 우아하고 품격 있는 분위기를 극대화하고, 순백의 고결한 이미지를 높여주기 때문에 요즘은 남녀노소를 불문하고 궁극적인 멋과 가치에 노력을 기울이는 사람들이라면 대부분이 관심을 갖는다. 영국의 왕세자비 케이트 미들턴이 결혼을 앞두고 시술받은 미용치료 역시 라미네이트다.

일각에서는 라미네이트에 관해 치아교정을 대체할 수 있다는 식으로 다소 과장된 홍보를 하기도 했다. 때문에 심미적인 목적으로 온전한 치아를 무분별하게 삭제하는 과도한 치료라는 오해와 편견이 생기기도 했다. 하지만 라미네이트가 오랫동안 사랑을 받는 데는 이유가 있다. 치아의 표면을 0.5~1.5mm 정도만 삭제하고, 치아색과 유사한 세라믹으로 치아표면을 덮는 판형을 만들어 접착하는 것이 고전적인 정의의 라미네이트였다면, 최근에는 치아표면을 전혀 삭제하지 않거나 치아의 삭제량을 0.2~0.5mm 정도로 아주 얇게 삭제하고도 원하는 심미성과 내구성을 만족시키는 것이 가능해졌다. 치아를 훼손하지 않고 오히려 더 보호할 뿐 아니라, 그 접착강도를 월등히 높이면서 빠르고 손쉽게 심미성을 증가시키려는 데 라미네이트의 목적이 있다.

라미네이트는 원래 치아의 크기가 작거나 손상을 입은 경우에 사용했지만, 부가적으로 얻게 된 심미적인 효과가 오히려 부각된 경우다. 앞에서 설명한 바와 같이 치아에 특별한 문제가 없더라도 치아의 배열이나 모양, 입모양을 아름답게 하기 위해 시술하기도 한다. 우리나라는 물론이고 미국이나 영국에서도 간단한 치아교정을 대체하거나 궁극적인 심미적 개선에 많이 사용되는 치료가 바로 라미네이트다. 하지만 무리한 시술이나 미숙한 시술은 다음과 같은 문제를 일으킬 수 있다.

알아두자!
잘못된 라미네이트 시술로 인한 부작용

치아 시림

라미네이트로 인한 치아 시림은 대개 4~8주 안에 사라지는 것이 정상이다. 그러나 치아가 시린 증상이 계속될 경우에는 담당의사와 상의하고 치아 시림의 원인을 파악하여 적절히 대처하는 것이 좋다.

치아신경 손상

치아신경과 가까운 부위까지 치아삭제가 이루어질 경우 장단기적으로 치아신경에 손상이 발생해 치주염으로 발전할 수 있다. 가만히 있어도 치아가 욱신거리거나 손으로 살짝만 건드려도 아픈 증상, 온도 변화가 민감하게 느껴지는 반응들이 치아신경 손상을 암시한다. 이런 경우에는 담당의사에게 알려 적절한 치료를 받아야 한다. 신경치료를 받은 치아는 시간이 지나면서 색이 어둡게 변하는 경우가 많기 때문에 앞니에 라미네이트를 한 경우 처음과 다르게 치아색이 변색되어 당황하는 경우가 있다. 하지만 '치아표백술'이라는 치료방법으로 원래 색으로 회복시킬 수 있다. 만약 심미치료를 주요 목적으로 하는 라미네이트 시술이라면 치아신경이 손상될 정도의 치아삭제는 피하는 것이 좋다.

라미네이트 파절

치아 맞물림에 대한 올바른 분석을 통해 파절의 위험성이 있는 것으로 판단이 된 경우라면 가능한 한 라미네이트를 하지 않는 것이 좋다. 하지만 간혹 치료 후 시간이 경과하면서 맞물림이 변하는 경우가 있는데, 이런 경우에는 라미네이트가 평균적인 수명보다 더 일찍 파절될 수 있다. 만약 라미네이트가 파절되어 재치료를 선택한다면, 재치료 후에는 수면 중에 입에 보호장치를 끼고, 단단한 음식물은 피하는 것이 좋다.

부자연스러운 색과 모양

라미네이트를 접착하기 전에는 의사와 환자가 모두 만족했는데도 접착한 후에 색이 만족스럽지 못한 경우가 있다. 여러 개의 치아를 치료할 경우는 그럴 가능성이 비교적 적지만, 앞니 1개를 치료할 경우에 옆의 앞니와 투명도나 색깔의 느낌이 조금만 달라도 2개의 대비가 확연해 다르게 보일 수 있다.

이런 경우에는 조금 시간을 두고 지켜보면서 재치료에 대해 결정하는 것을 권하고 싶다. 지금 당장은 무척 신경 쓰이고 당황스럽겠지만, 조금 더 거시적인 안목으로 보면 다른 사람들은 눈치채지 못하는 경우도 많기 때문이다. 그러나 접착 후에 반드시 색의 조화를 한 번 더 확인하고 담당의사에게 자신의 의견을 피력해 진료기록부에 적어두는 것이 좋다. 그래야만 나중에 재치료를 할 경우에 분쟁이나 갈등의 요인을 줄일 수 있다.

잇몸이 붓거나 출혈

치아와 라미네이트의 접착경계가 정밀하지 않거나 잇몸경계 안으로 깊이 위치하게 되는 경우, 입속 세균막에 대한 자정작용이나 위생관리가 제대로 이루어지지 못해 치은염과 잇몸출혈로 이어질 수 있다. 1주일 이상 이러한 증상이 지속될 경우 담당의사와 상의하는 것이 좋다.

26

치아삭제가 걱정된다면
스타일 비니어가 정답

● ● ●

　　연기자가 되기 위해 준비를 하던 B는 이미 치아교정을 통해 치아배열과 맞물림이 우수한 편이었지만, 좀 더 완벽한 아름다움을 원한다며 병원을 찾아왔다. 진단 결과, B는 얼굴의 정중선과 윗니의 정중선이 일치하지 않았고, 치아크기의 비율 측면에서도 옆쪽의 앞니가 상대적으로 작은 편이었다. 게다가 송곳니가 변색되어 전반적으로 미소에 자신감이 없었다. 카메라 테스트나 사진 촬영을 한 후에 모니터링을 해주던 주변 사람들도 이런 문제점을 지적했다고 한다. 그래서 B는 자신 있는 미소를 되찾기 위해 용기를 냈다고 말했다.

　　상담 첫날, B는 치아사진과 미소 짓는 얼굴 사진을 찍었고, 필자와 사진을 함께 보면서 정적인 모습에 대해 분석했다. 그리고 상담실에서 얼굴을 보며 대화를 하는 동안 여러 가지 표정을 지어보며 동적인 모습에 대해서도 분석했다. 스마일이 큰 편이라 웃으면 치아가 많이 보였는데, 그래서 일단 윗니 8개에 라미네이트의 한 종류인 '스타일 비니어' 시술을 하기로 결정했다.

라미네이트를 통해 정중선을 움직여야 하는 경우, 치아의 크기와 폭에 대한 계측과 분석이 정확하게 이루어져야 치료 후에 정중선의 보정 효과가 확실하다. 또한 치아의 축과 각도에 대한 개선이 이루어져야 했으므로, 일반적인 경우보다 더 정밀하게 치아와 얼굴형에 대한 분석을 할 필요가 있었다.

치료 첫날, 위쪽 치아 8개에 대한 국소마취를 한 후, 치아 크기와 위치를 분석한 결과를 토대로 치아표면을 삭제했다. 일반적인 경우 최대 삭제량은 대개 0.2~0.5mm를 넘지 않는다. 특히 많은 양의 치아를 삭제할 경우, 치아신경을 보존하기 위하여 해당 치아의 방사선 사진을 통해 치아신경의 발달 정도 등을 염두에 두고 치아모형 분석을 통해 정밀하게 삭제량을 결정한다.

치아삭제가 끝나면 치아모형을 만들기 위해 본을 뜨고 얼굴에 대한 치아 위치와 각도 등을 그대로 모형에 재현한다. 그것을 하기 위하여 '페이스 보우 트랜스퍼'라는 과정을 통해 교합기라는 장비로 얼굴과 입 안의 치아 평면과 각도 등을 거의 그대로 재현한다. 라미네이트를 위한 치아형태를 디자인하고, 본을 떠서 스캔하는 인상채득의 과정이 끝나면 치아표면을 보호할 목적으로 임시 비니어를 붙이기도 하고, 표면의 법랑질이 거의 훼손되지 않은 경우에는 임시 비니어를 부착하지 않고 그대로 첫날 치료를 마무리한다. B의 경우 8개의 치아를 모두 치료하는

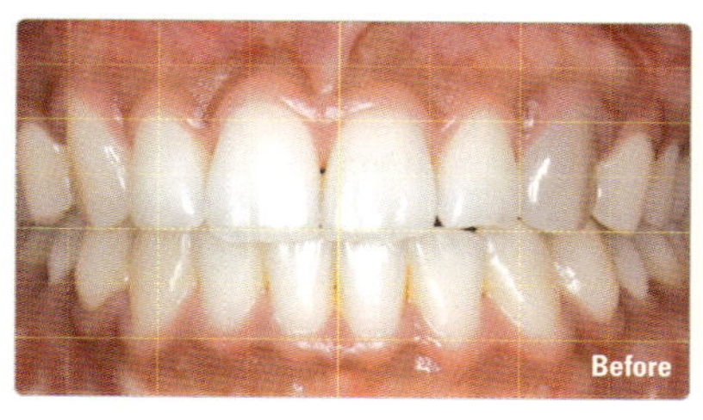

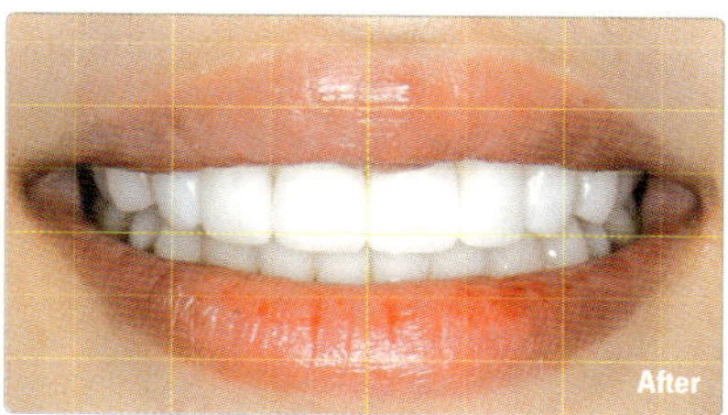

● 스타일 비니어로 치아의 모양과 색을 개선하고 정중선까지 맞췄다.

데 소요된 시간은 90분 정도였다.

첫날로부터 약 5일이 지나면 두 번째 치료를 받는다. 제작이 완료된 스타일 비니어를 치아표면에 맞추어보는 날이다. 미흡한 점이 발견되면 수정 작업에 들어가고, 그렇지 않을 경우는 두 번째 치료일에 접착이 이루어진다. 치료에 소요되는 시간은 40분 정도다.

모든 치료는 이것으로 끝나지만, 무엇보다 중요한 것은 치료 후의 체크업check-up 과정이다. 치료 후에 나타날 수 있는 치아 시림에 대한 확인과 잔존 접착제에 대한 완벽한 제거가 이루어져야 한다. 또한 치료 후 위생관리가 제대로 이루어지고 있는지에 대해서도 검사와 교육이 이루어진다. 이것이 치료보다 더 중요한 과정이다. 그리고 치료 전후의 사진을 함께 비교해서 체크해보기도 한다. 시술을 성공적으로 마치고 사후 관리도 철저히 한 B는, 결국 그 해에 원하던 방송사 시험에 합격하는 결과를 얻었다.

B가 라미네이트를 선택해야 했던 이유가 있다. B는 치아 정중선이 일치하지 않는 문제가 있었다. 이것은 치아교정을 통해서도 해소할 수 있는 문제였지만, 이미 교정기를 떼고 치아교정을 마친 상태였다. 또한 방

송사 시험이 얼마 남지 않았기 때문에, 치아의 크기와 색의 개선을 동시에 이루기 위해서는 라미네이트 치료가 가장 적합하다는 판단이 들었다. 이처럼 여러 가지 측면에서 라미네이트는 심미치료의 꽃이라고 볼 수 있을 정도로 장점이 많다.

과거에 교정치료를 받았는데도 만족스럽지 못하다면?

모델로 활동하면서 방송 연기자를 준비하던 P는 치아교정을 통해 치아 배열과 얼굴 모양의 변화가 이루어진 상태로 처음 만나게 되었다. 필자가 상담을 하면서 살펴보니, 치아를 뽑고 돌출입을 들어가게 하는 치료를 받은 후였다. 하지만 치아의 각도가 지나치게 안으로 들어가서인지, 웃을 때 환하게 드러나야 할 치아가 잘 보이지 않았다. 그뿐 아니라 위 앞니가 아래 앞니를 덮는 정도가 과해 아래쪽 치아는 거의 보이지 않았다. 당연히 뭔가 어색하고 소극적인 인상으로 보일 수밖에 없었다. P는 그런 모습이 싫어서 다시 병원을 찾았다고 했다. 또한 위아래 치아의 맞물림이 너무 깊어져서 그런지, 아래 앞니가 위의 앞니에 밀리는 듯한 불편한 느낌이 든다고도 이야기했다.

필자는 P에게 치아 위에 덧붙이는 스타일 비니어를 제안했다. 스타일 비니어는 치아의 각도를 개선하는 데 매우 효과적이다. 단, 치료를 모두 마쳤을 때 최종적인 치아의 크기나 두께가 좀 더 자연스럽고 아름다워 보이도록 하기 위해서는 치아의 모서리와 가장자리를 적절하게 조절하는 과정이 필요하다. 또한 치료 후에 치아가 너무 커 보이지 않도록 라미네이트의 형태를 조절하는 것도 중요하다.

깊은 맞물림을 개선하는 것은 교정치료 단계에서 조절해주는 것이 좋지만, P는 이미 그 시기를 놓친 경우였다. 하지만 어금니가 맞물리는 수직적인 높이와 정도를 변화시킴으로써 앞니 맞물림의 깊이를 조절할 수 있었다. 물론 턱관절이 이 치료를 견뎌낼 수 있는지에 대한 검사와 평가가 먼저 이루어져야 했다.

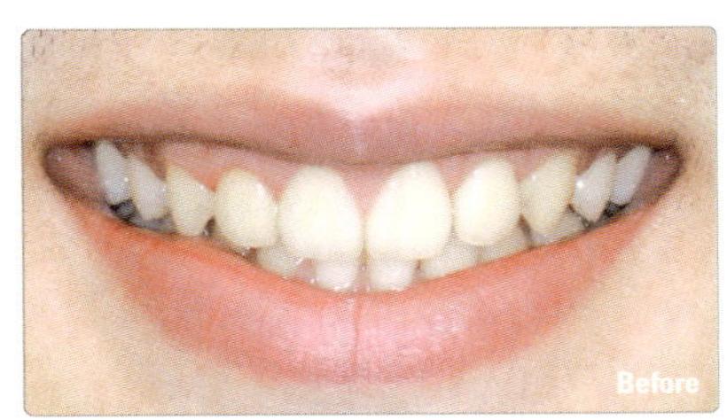

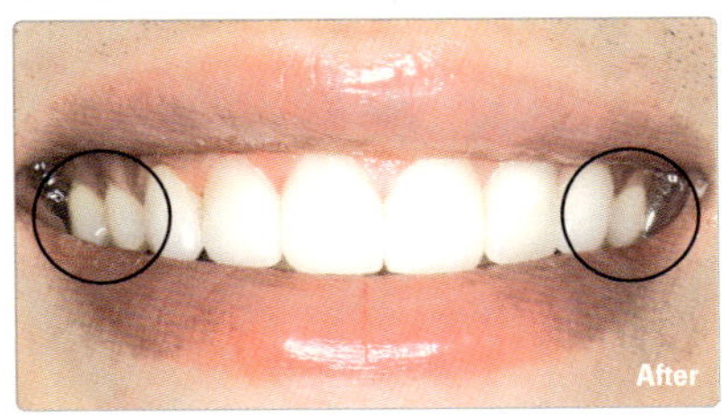

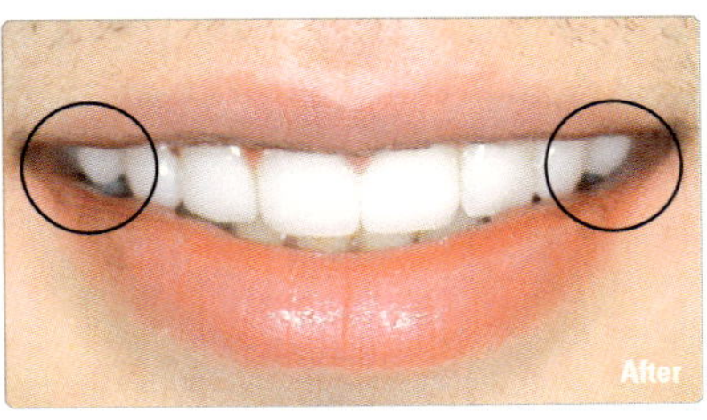

● 첫 치료에서는 앞니 6개에 스타일 비니어 시술을 했다(가운데 사진). 치료 후에 입꼬리 쪽 치아가 어두워 보이는 단점을 발견해 양옆 치아를 1개씩 더 추가로 시술했다(맨 아래 사진).

다행히 P는 성공적으로 두 가지 목적을 모두 달성했다.

첫 치료에서 앞니 6개에 스타일 비니어를 시술했다(가운데 사진). 이후 평가에서 활짝 웃을 때 드러나는 치아들 중에서 입꼬리 쪽 치아가 어두워 보이는 단점을 발견했고, 양옆의 치아를 1개씩 더 추가적으로 시술했다. 결과적으로 위쪽 치아 8개에 스타일 비니어 시술을 한 셈이다(맨 아래 사진). 빠르고 간단한 스타일 비니어 시술로 좀 더 만족스러운 미소와 맞물림을 가지게 된 P는 당당하고 자신감 넘치는 미소를 지으며 병원을 나설 수 있었다.

라미네이트와 스타일 비니어는
어떻게 다를까?

라미네이트 시술법이 다양하게 발전한 덕분에 최근에는 라미네이트의 한 종류인 스타일 비니어 시술을 많이 하고 있다. 스타일 비니어는 넓은 의미에서 저삭제 혹은 무삭제 라미네이트로 분류할 수 있다. 환자에 따라 차이가 있겠지만 단순히 치아 사이가 벌어졌거나 잇몸이 내려가 공간이 보이는 경우, 다른 치아에 비해 유난히 작은 왜소치인 경우, 옥니처럼 치아가 안으로 들어간 형태를 개선하고자 하는 경우에는 치아삭제가 거의 없는 무삭제 라미네이트, 즉 스타일 비니어가 적합하다.

또한 기존의 라미네이트는 자체의 두께가 0.8~1.5mm 정도인 것에 반해 스타일 비니어는 0.2~0.4mm 정도로 매우 얇게 제작할 수 있다는 것이 특징이다. 무엇보다 치아삭제를 최소화하기 때문에 치료 후에 일시적으로 나타날 수 있는 치아 시림 증상이 줄어든다는 장점이 있다. 또한 치료결과에 만족하지 못할 경우 원래 상태로 되돌리는 것도 가능하다. 하지만 라미네이트로 치료하던 케이스를 모두 스타일 비니어로 대체할 수 있는 것은 아니다. 환자의 치아상태에 따라 달라질 수 있기 때문이다. 제작기간은 다르지만(라미네이트는 반나절에서 하루, 스타일 비니어는 4~6

일 소요), 시술에 걸리는 시간은 모두 1~2시간 내외로 비슷하다.

위아래 치아가 모두 회갈색으로 어둡게 변색된 40대 중반의 가정주부인 L은 안타깝게도 치아의 표면강도가 약했다. '선천성 치아법랑질 형성부전'이라고 부르는 질환 때문이었다. '치아법랑질 형성부전'이란, 치아 표면의 강도가 매우 약하고, 화학적 부식이 잘되는 치아질환의 하나다. 정상 치아에 비해 부식이 쉽게 진행되어 치아가 깨지기도 쉽다.

이처럼 선천적인 요인으로 치아가 변색된 경우 치아미백만으로는 원하는 만큼 희고 깨끗하게 바꾸기가 어렵다. 그래서 필자는 치아 위에 고유의 치아색을 차단하고 새로운 치아색을 만들어낼 수 있는 스타일 비니어를 추천했다. 치아표면에 결합되는 얇은 비니어는 치아의 형태와 색을 새롭게 재구성할 뿐 아니라 취약한 치아의 표면을 보호하는 데도 좋은 효과를 보일 것으로 예상했기 때문이다.

상담을 해보니 L은 아래턱이 긴 편이고 치아의 맞물림 또한 좋지 않았다. 본인도 알고 있는 점이어서 이러한 부분에 대한 치료를 원했다. 그래서 인상을 개선하고 치아 맞물림을 안정적으로 바꾸기 위한 치아교정을 함께 진행하기로 했다. 맞춤형 설측교정으로 치아 맞물림과 얼굴 모양에 대한 개선을 진행하는 동시에 스타일 비니어로 위 8개, 아래 6개 치아의 색과 모양을 아름답게 바꿔주는 치료를 함께했다.

교정치료를 포함한 전체 치료기간은 12개월 정도가 걸렸다. 조금 더 시간을 단축시킬 수도 있었는데, L이 외과적인 치료에 대한 확고한 결정을 내리지 못하고 고민하는 시간이 길었다. 그러다 보니 치료를 하다가 다시 치료계획을 수정하고, 또 번복해 다시 수정하는 과정을 거치면서

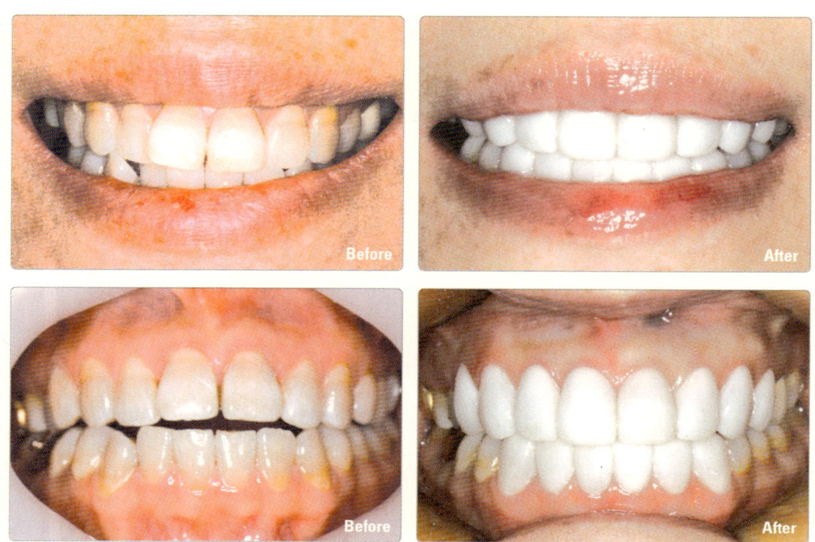

● 스타일 비니어 시술로 치아변색 문제를 해결하고, 동시에 치아교정을 진행해 맞물림도 개선했다.

불필요하게 시간을 낭비한 점이 있었다. 어쨌든 L의 치료는 성공적이었다. 설측교정으로 장치가 보이지 않는데다 장치에 대한 적응력이 좋아서 치료기간 동안 큰 불편함을 호소하지 않았고, 치료 후에 환자 자신이 느끼는 만족도 역시 매우 높았다.

다만 L의 경우에는 치아의 삭제량이 매우 경미했음에도 불구하고 치아법랑질 형성부전이라는 치아의 특이점 때문인지 스타일 비니어 치료 후에 1~2개의 치아에서 치아 시림 증상을 일반적인 경우보다 많이 호소했다. 1주일 간격으로 불소 이온 침투 요법으로 꾸준히 관리하여 치아 시림을 감소시켰다.

	기존의 라미네이트	무삭제 스타일 비니어
치아삭제량	대부분의 경우 치아표면에 대한 삭제를 시행	거의 삭제 없이 가능
마취 여부	치아표면의 삭제가 이루어지기 때문에 마취하는 경우가 많음	마취하는 경우는 거의 없음
단점	치아삭제량에 따라 치아가 시리거나 신경치료의 가능성이 있음	정확한 적용원칙을 따라야 하고, 무삭제 혹은 저삭제의 원칙으로 제작하는 것이 가능한가에 대한 평가가 이루어져야 함. 모든 치아에 가능한 치료는 아님.
치료기간	3D 스캐너와 CAD, CAM 방식으로 제작할 경우 하루 만에 완성되지만, 아직 완전한 상용화 단계라고 볼 수 없음.	현재로서는 인상재를 이용한 치아 모형 채득 과정과 모델 제작 등 맞춤형 수작업으로 제작하기 때문에 4~6일 정도가 소요됨.
제품 두께	0.8~1.5mm	0.2~0.4mm

● 라미네이트와 스타일 비니어 한눈에 비교해보기

매력적인 미소는
미래도 바꿀 수 있다

방송인 L은 매일 뉴스와 여러 프로그램을 진행하고 있는데, 웃는 모습이 조금 어색하다는 지적을 받곤 했다. 치료에 대한 두려움과 공포심이 남들보다 다소 큰 편이라 치과에 방문하는 것을 망설이다가 비슷한 경험을 가진 동료의 추천으로 필자의 병원을 방문하게 되었다.

몇 가지 기본 검사와 상담을 하면서 필자는 L의 웃음에서 나타나는 어색함이 치아의 크기와 배열의 부조화 때문이라는 것을 찾아냈다. 그녀는 웃을 때 앞니 2개만 보이고, 앞니 옆의 치아들은 마치 없는 것처럼

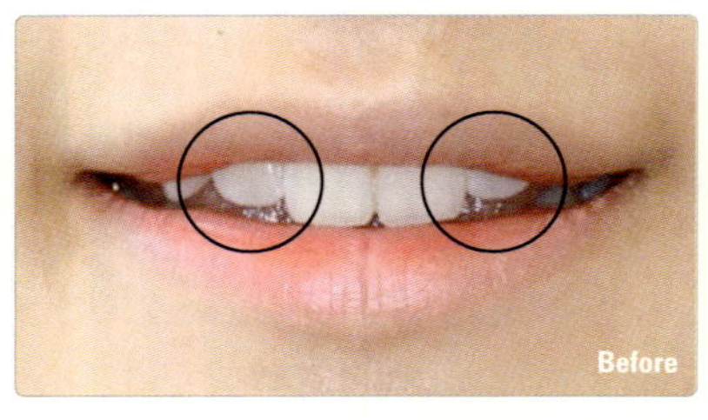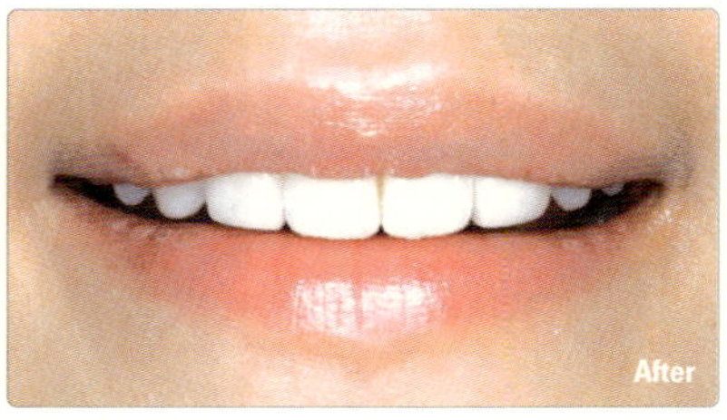

● 동그라미로 표시한 2개의 치아에 스타일 비니어를 치료하고, 나머지 자연치아는 간단한 치아모양 성형술과 미백치료를 했다. 치료 후 더욱 지적이고 자신감 있는 미소를 되찾았다.

보일 때도 있었다. 치아의 크기와 배열의 문제는 입술의 조화로운 움직임을 방해하고, 인중과 연결된 윗입술의 가운데 부위만 활성화시키는 동적인 문제점도 일으켰다. 그래서 다소 고집스럽고 답답한 인상을 주게 된 것이다. 정중앙에 있는 앞니 옆의 작은 앞니 1개씩, 즉 치아 2개만 변화시켜도 전혀 다른 미소와 입술의 움직임을 기대할 수 있을 것이라는 생각이 들었다.

　먼저 치아의 표면을 부드럽게 다듬고, 치아 위의 얇은 치아, 스타일 비니어를 제작했다. 다양한 종류의 세라믹 블록 가운데 L의 치아 투명도와 명도를 그대로 반영할 수 있는 브랜드의 세라믹을 선택했다. L의 원래 치아는 모양이 둥글고, 치아 절단부의 투명도가 높은 편이었다. 하지만 조금 더 세련된 인상을 주고, 주관이 뚜렷하면서도 당당한 이미지를 주기 위해서는 치아의 선과 각이 강조되고, 절단부의 투명도를 감소시켜야 했다. 그래서 스타일 비니어도 그런 점에 유의해서 제작했다. 단 2개만 변화시켰을 뿐인데, 결과는 정말 놀라웠다. L은 간단한 치료만으로 훨씬 더 지적이고 자신감 넘치는 미소를 되찾게 되었다.

앞니 치료를 위해 병원을 찾는 사람들의 70% 이상이 결혼이나 면접과 같은 중요한 행사를 앞둔 경우다. 대중 앞에 서야 하는 직업을 가진 사람들도 앞니 치료를 많이 한다. 이런 것만 보아도 자신의 이미지와 자신감을 뒷받침하는 데 앞니가 얼마나 중요한 요소인지 알 수 있다. 매력적인 미소를 갖고 싶다는 바람이 올바른 치아관리를 위한 노력으로 이어진다면, 80대에도 젊고 싱그러운 청년의 치아로 매력적인 미소를 지을 수 있을 것이다.

20개의 건강한 치아를
80세까지

● ● ●

6월 9일이 무슨 날인지 아는가? 바로 치아건강의 날이다. 아이가 세상에 태어나면 여섯 살 무렵에 영구치가 처음 나온다. 한 살 때 입었던 옷을 여섯 살 때 입지 못하는 것처럼 영유아기에 난 치아는 어른이 된 이후에 사용하기에는 너무 작고 기능적으로도 맞지 않는다. 만 6세가 되면 가장 안쪽에서 새싹이 나오듯이 하얀 어금니가 하나 나오는데, 바로 그것이 아이의 인생에서 첫 번째로 얼굴을 내미는 영구치다. 한 번 태어난 영구치는 평생 써야 하니 그 소중함을 기념하기 위해 '6세 구치(어금니)'에서 '6세'의 '6'과 '구치'의 '9'를 나타내는 6월 9일을 치아건강의 날로 정한 것이다.

치아를 건강하게 유지하려면 어릴 때부터 올바른 치아관리 습관을 기르는 게 중요하다. 치아관리도 연령에 맞게 챙겨야 할 부분이 다르다. 유아는 젖니가 충치균에 감염되지 않도록 예방하는 데 신경 써야 하고, 소아기는 영구치가 나오는 시기인 만큼 치열에 신경 써야 한다. 활동량이 많은 청소년기에는 치아부상에 유의해야 하고, 성년기에는 음주나 흡연 등으로 치석이 많이 끼어 생기는 치아손상에 유의해야 한다. 건강하고 아름다운 치아를 평생 동안 잘 유지하기 위한 생애주기별 치아건강법에 대해 살펴보자.

'20개의 건강한 치아를 80세까지 유지하자'는 뜻을 담은 '2080'이라는 말이 있다. 사랑니를 제외하고도 영구치가 28개이니 건강한 치아를 20개쯤 유지하기가 얼핏 쉬워 보인다. 하지만 2080은 실제로 꽤 어려운 목표다. 구강건강 관련 산업의 마케팅 캐치프레이즈로 활용될 정도니 말이다.

보건복지부의 2010년도 국민건강통계에 따르면 자연치아를 20개 이상 가지고 있을 확률은 20대까지는 100%다. 그런데 30대 99.7%, 40대 98.1%, 50대 87.9%로 줄어들다 60대 67.4%, 70대 이상은 39.4%밖에 되지 않는다. 50대에서 60대로 넘어가면서 감소폭이 20%를 넘는 것이다. 현재 남아 있는 치아의 개수를 연령별로 봐도 20대에 28.8개, 30대

생후 6개월	앞니가 나온다.
24~36개월	젖니가 모두 나온다.
3~15세	영구치 28개가 모두 나온다.
40세 이후	잇몸 뼈가 내려앉아 뿌리가 노출되고, 치아가 흔들리며 시린 증상이 나타난다. 치아의 노화가 시작된다.

● **연령에 따른 치아 발달**

에 28.6개, 40대에 27.6개로 대부분의 영구치가 잘 유지된다. 그러다 50대에 25.1개, 60대에 20.9개, 70대 이상은 14.2개로 줄어든다. 중년에서 노년으로 넘어가는 50~60대에 4~5개의 치아가 한꺼번에 빠지는 것을 알 수 있다.

중년 이후에 자연치아를 상실하는 폭이 갑자기 높아지는 이유는 뭘까? 충치, 치주질환(잇몸병), 오래된 보철물의 파손 등 때문이다. 이 가운데 잇몸병은 중년 이후 치아상실의 주범인데, 당뇨나 고혈압과 같은 질병들은 잇몸병을 악화시키고, 반대로 잇몸병이 전신질환에 영향을 주기 때문에 중년 이후부터는 특별히 더욱 신경 써서 구강건강과 다른 질병들을 함께 관리해야 치아상실을 예방할 수 있다.

미국 질병통제예방센터에 따르면 당뇨병이 있는 경우 치아가 손실될 가능성이 그렇지 않은 경우보다 약 1.46배 높다고 한다. 당뇨병 환자는 일단 구강건강이 나빠지면 건강한 사람에 비해 더 짧은 시간 내에 더 많은 치아가 빠지는 특성을 보인다. 당뇨병으로 인해 침에 포도당 농도가 높아지고 감염에 대한 저항력이 떨어져 세균의 활동이 활발해지기 때문이다. 마찬가지로 고혈압 환자가 복용하는 혈압강하제인 이뇨제는 장기간 복용하면 침이 마르는 구강건조증이 생긴다. 침은 살균작용을 하는데, 침 분비가 줄어들면 입안에 세균이 증가하면서 잇몸병이 심해진다.

누구나 건강하고 아름답게 나이 들고 싶어 한다. 건강하고 멋진 미소를 가진 사람과는 악수를 하고 싶어지고, 함께 식사를 하고 싶어지며, 긴 대화를 나누고 싶어진다. 그렇게 멋지게 나이 드는 일의 시작과 끝에는 건강하고 아름다운 치아가 든든한 배경이 되어준다.

모든 일이 그렇듯이, 치아관리도 어렸을 때부터 착실히 해야 한다. 예로부터 치아건강은 오복五福 중의 하나로 여겨졌을 정도로 중요하다. 이렇게 치아관리의 중요성은 누구나 알고 있지만, 막상 관리에 어려움을 겪는 사람들이 의외로 많다. 이유가 무엇일까?

치과전문의들은 한결같이 어릴 적 치아관리 습관의 중요성을 꼽는다. 유년기는 인생에서 신체적, 정신적, 정서적으로 가장 많은 변화와 성장이 이루어지는 시기다. 이런 시기에 치아를 제대로 관리하는 것과 하지 않는 것의 차이가 무척 크다.

만 24개월 정도가 되면 20개의 유치(젖먹이 때 난 치아)가 모두 나오는데, 잠들기 전이나 밤중에 수유를 하면 충치가 쉽게 생기기 때문에, 밤에는 생수만 먹이고 재우는 것이 좋다. 치아가 나오는 순간부터 생후 24개월까지는 부모가 거즈를 이용해 손가락으로 이를 닦아주는 것이 좋다. 영구치가 나는 6세까지는 평소에 먹는 간식과 음료수의 종류, 생활습관이 치아건강을 좌우한다.

7~12세 정도에는 충치로 인해 유치가 일찍 빠지는 경우를 주의해야 한다. 유치가 빠진 채로 방치하면 부정교합이 될 가능성이 크기 때문에 간격유지장치를 해서 영구치가 제대로 자리를 잡도록 빠른 조치를 취해야 한다. 그 외에도 아이가 손가락을 지나치게 빨거나 손톱을 물어뜯는 습관 역시 부정교합의 원인이 되므로 부모가 관심을 가지고 지켜보면서 고쳐주어야 한다.

이 시기에는 부모가 어느 정도 관리해줄 수 있지만, 학교에 들어가고

영아기

첫 치아가 났을 때부터 거즈로 치아와 잇몸을 최소한 하루에 한 번씩은 닦아줘야 한다. 치아가 몇 개 더 나오면 부드러운 소형 칫솔을 쓸 수 있다. 이 시기의 아기들은 의지에 따라 뱉을 수가 없기 때문에, 치약은 삼킬 우려가 있으므로 사용하지 않는 것이 낫다.

유아기

어린이용 소형 칫솔을 사용하며 어린이가 칫솔질에 흥미를 보이고 스스로 해볼 수 있도록 도와주어야 한다. 아이가 칫솔질을 하면 칭찬해주고, 놀이처럼 재미있게 생각하도록 유도해주면 좋다.

취학 전 아동

5~6세의 아이들은 치아관리에 대한 인식이 낮아 부모가 신경 써서 구강위생을 돌보아주어야 한다. 따라서 부모는 아이가 스스로 이를 닦도록 지도하고, 스스로 하지 못할 때는 부모가 앉아서 아이를 왼쪽다리에 앉히고 아이의 머리를 왼쪽 팔에 기대게 한 후 왼손 손가락으로 아이의 입술을 당기면서 오른손으로 이를 닦아주면 좀 더 쉽게 치아관리를 도와줄 수 있다. 아이가 칫솔질을 하기 싫어할 경우, 부모가 먼저 아이 앞에서 칫솔질하는 시범을 보여주면서 아이가 따라 하도록 유도하는 것이 좋다. 처음부터 위아래로 올바르게 칫솔질을 하는 게 쉬운 일은 아니므로, 아이가 어려워한다면 우선 횡마법(옆으로 닦는 법)을 가르쳐주는 것도 좋다.

초등학교 저학년 시기

가장 올바른 칫솔방법인 회전법(잇몸 쪽에서 치아 쪽으로 회전시키면서 훑어 닦는 법)으로 칫솔질을 하도록 가르쳐주고, 식사 후와 잠자기 전에 반드시 칫솔질을 하는 습관을 키워준다. 어린이들의 경우 충치를 그냥 방치하면 나중에 치아가 나빠져 음식물을 씹을 수 없게 되는데, 치아문제 때문에 영양결핍이 오거나 성장과 발육에 문제가 생길 수도 있다. 또한 한쪽이 아파서 반대쪽으로만 씹거나, 아예 제대로 씹지 않고 우물우물하다 삼키게 되면 안면근육 운동이 균형을 잃어 얼굴 모양이나 치열이 비뚤어진다. 그런 일이 반복되면 외모에도 영향을 주고 성격까지 소극적으로 변하기도 한다.

그러므로 어린이의 치아를 잘 보존하려면 1년에 2번 정도는 반드시 정기검진을 받도록 하고 음식물을 섭취한 후에는 곧바로 칫솔질을 하는 습관을 길러주는 것이 중요하다. 특히 잠자기 전에는 무조건 양치질을 해야 한다는 사실을 인식시켜야 한다.

혼자서 활동하는 일이 많아지는 아동기에는 스스로 관리를 못할 경우 대부분의 치아문제가 나타난다. 이 시기는 영구치가 나기 시작하는 기간으로, 3~6개월 간격으로 치과를 방문해서 정기검진을 받는 것이 좋다. 유치를 적절한 시기에 뽑아 고른 치열을 갖도록 하는 것이 중요하고, 각종 질환의 예방과 조기치료를 통해 영구치를 보호하는 것이 중요한 시기다.

치아건강을 지키는 데 좋은 음식은 뭘까? 쉽게 말하면 인공감미료나 설탕의 함량이 낮고, 칼슘이나 단백질의 함량이 높은 것들이다. 채소는 입안의 자정능력을 높여주기 때문에 천연 구강청정제라고도 할 수 있다. 우유, 견과류, 치즈 등도 치아건강에 좋은 식품들이다. 어릴 때부터 이러한 식품들과 친해지고 올바른 치아관리 습관을 들이는 것이 중요하다. 치과 정기검진을 받는 것 역시 습관으로 만들어야 한다.

특히 이가 나기 시작하면 6개월 간격으로 정기검진을 받는 것이 좋다. 어릴 적부터 좋은 습관을 만드는 것만큼 중요한 것은 없을 것이다. 간식은 종류와 횟수가 중요한데, 캐러멜처럼 치아에 달라붙거나 입안에 오래 남아 있는 음식은 피하는 게 좋다. 음료도 탄산음료나 단맛이 강한 요구르트보다는 우유가 좋다.

치약은 아이가 입안에 든 것을 스스로 뱉을 수 있을 때부터 사용해야 한다. 어린이용 치약은 불소가 들어 있어 충치예방 효과가 있으며 어른 용에 비해 마모도가 낮다. 만약 아이가 치약 냄새 등에 거부감을 느낀다 면, 일단 치약 없이 칫솔만 가지고 닦도록 유도한다.

20~30대 : 충치와 사랑니 등 기본적인 관리와 점검에 신경 쓰자

20~30대는 학업과 취업 등의 스트레스로 아프거나 불편한 치아를 그냥 참고 넘어가버리는 경우가 많다. 하지만 이때의 치아관리는 남은 평생 을 좌우할 만큼 중요하다는 사실을 아는가? 때문에 치아문제를 대수롭 지 않게 생각해서는 안 된다. 특히 심하게 상한 치아를 뽑고 그냥 방치 하게 될 경우, 전체적인 균형이 깨지고 치열이 변화하기 때문에 나중에 더 큰 낭패를 볼 수 있다. 아무리 몸이 건강하고 활동이 왕성하다 하더 라도, 치아의 질병은 자생적으로 치유되지 않는다.

또한 20~40대는 턱관절 통증의 빈도가 가장 높은 시기이기도 하다. 이것 또한 그냥 놔두거나 지켜본다고 좋아지는 질환은 아니기 때문에 전문의의 진단과 처방을 따르는 것이 좋다. 경미한 경우라면 일상적인 주의사항을 지키는 것만으로 개선되기도 하지만, 그렇지 않을 경우에는 스플린트 치료나 주사요법 등이 필요할 수 있다.

40대 : 치아교정으로 불균형을 바로 잡아야 할 때다

40대 중반을 하루 중의 시간으로 표현한다면 겨우 정오를 조금 넘긴 시간, 12시 30분이라고 한다. 100세 시대를 바라보고 있는 시대이니만큼 40대라는 나이는 어쩌면 인생의 정점을 준비하는 나이라고 볼 수도 있다. 그래서인지 요즘은 40대에 치아교정을 시작하는 사람들의 수가 기하급수적으로 늘어나고 있다. 이러한 경향은 좀 더 건강하고 아름다워지고 싶은 소망과 함께 겉으로 보이지 않는 치아교정술의 급속한 발전 덕분에 더욱 심화되었다.

치아는 균형 잡힌 신체의 출발점이다. 때문에 치아건강을 지키는 일은 턱과 얼굴근육의 관계를 조화롭게 만들고 얼굴을 아름답게 유지할 수 있는 중요한 포인트다. 대부분의 사람들이 균형이 조금씩 무너지기 시작할 때 처음에는 대수롭지 않게 여긴다. 하지만 시간이 지나고 나이가 들수록 불균형은 더욱 심해지고 치아의 외형적 변화가 심화된다. 결국 턱관절이나 얼굴근육의 비정상적인 변화를 만들어내기도 한다. 그래서 치아교정을 통해 무너진 균형을 다시 바로잡아야만 한다. 치열하게 살고 있는 40대라면 치아교정치료는 자신의 미래를 위한 투자이자 좋은 선물이 될 것이다.

50대 이후 : 최고의 식탁을 만드는 비밀은 바로 '함께 먹는 즐거움'이다

사람과 사람이 가장 빨리 가까워지는 방법은? 바로 맛있는 음식을 함께 먹는 것이다. 그런데 치아가 건강하지 않은 사람들은 식사자리에서 곤란한 경험을 자주 한다. 나이가 들면 치아 사이에 음식물이 들어가는 경

50대 중반의 여성 A는 나이가 들수록 잇몸이 내려가면서 치아 사이가 벌어져 보이는 것이 너무 신경 쓰여 병원을 찾았다. 전에는 탄탄했던 잇몸이 나이가 들어감에 따라 힘 없이 무너져 내려 마치 치아 사이가 벌어져 보인 것이다. 그러다 보니 실제 나이보다 훨씬 더 늙어 보이고 잇몸 사이에 음식물 찌꺼기가 끼어 너무 불편했다. 게다가 이가 흔들리는 느낌까지 들어 이대로 두었다가는 이가 다 빠져버릴 것만 같아 겁이 났다. 그 런데 라미네이트로 자신의 고민을 한 번에 해결할 수 있다고 해서 망설임 없이 치료를 시작했고, 결과는 매우 만족스러웠다. 이제는 당당하게 웃고 말할 수 있게 되었고, 주 변 사람들로부터 10년은 더 젊어 보인다는 말을 들으니 자신감도 많이 생겼다.

우가 많은데, 적절한 치료와 관리를 받지 않을 경우 잇몸이 내려가거나 치아 사이가 더 느슨해진다. 그러면 당연히 식사를 하는 내내 치아 사이에 들어간 음식물 때문에 불편하고 고통스러울 수밖에 없다. 그러다 보면 상대방의 존재를 잊고 음식물을 빼내기 위해 자신도 모르게 민망한 소리를 내거나 이쑤시개를 사용하는 등 매너에 어긋난 행동을 하게 되는 경우도 있다. 그럴 경우 상대방은 대놓고 말하지는 않아도 당신을 '테이블 매너가 없는' 사람으로 기억할 것이다.

50대 이후에 생기기 쉬운 잇몸질환이나 치아문제는 한두 번의 치료로 개선되기 어렵다. 근본적인 치료와 꾸준한 관리를 통해 내려간 잇몸을 회복시키고, 치주염에 대한 저항성을 높이며, 느슨해진 치아 사이를 다시 탄탄하게 만들어주어야 한다.

건강하고 활동적인 50대 중반의 CEO인 K는 어느 날 이가 아파서 치과를 찾았다가 청천벽력 같은 소리를 듣게 되었다. 치아에 금이 가서 뽑아야 한다는 것이다. 뽑으면 그 다음은 어떻게 되는 것이냐고 물으니 몇 개월 기다린 후에 임플란트를 해야 한다는 대답이 돌아왔다. 이를 살릴 방법은 없느냐는 질문에 이미 치아가 파절되었고, 주위 치주염이 심하게 진행된 후라 불가능하다고 한다. K는 규칙적으로 스케일링도 하고 건강검진도 받는데, 왜 갑자기 이런 일이 일어났는지 도저히 이해할 수가 없었다.

　최근 치과 치료의 트렌드는 '아프지 않고 편안하게', 더 나아가 '아름다워지는 것'으로 요약할 수 있다. 무통마취와 무통치료, 원데이 맞춤진료, 그리고 멋진 미소를 만들어주는 치아교정과 반영구 치아미백술 등을 말한다. 그러나 치과에서 가장 기본적이고 중요한 것은 건강한 치아를 오래도록 유지해주는 일이다. 의사이면서 동시에 환자의 입장에서, 필자는 자신의 치아주치의를 정해서 일관성 있고 지속적으로 관리받는 것이야말로 건강한 치아를 오래도록 유지해주는 가장 안전하고 좋은 방법이라고 생각한다.

　치아의 파절과 치주염은 40대 이상의 성인에게서 비교적 흔하게 발견되는 치아질병이다. 사실 대부분의 치아파절은 어느 정도 예측이 가능하다. 치아파절이 나타나는 사람의 치아상태는 치아 맞물림이나 다른 치아들의 마모와 균열의 양상이 앞으로 일어날 치아파절을 예고하는 경우가 많기 때문이다. K도 만일 치아주치의가 있었다면, 오래 전부터 치아마모와 식습관, 수면 중 치아 사이의 접촉관계, 이갈이 등에 대한 내용을 알 수 있었을 것이고, 그동안의 상담과 진료내용을 바탕으로 주의해야 할 음식이나 수면 중에 착용하는 치아보호장치 등에 대한 조언을 했을 것이다. 그리고 예방을 통해 K의 경우와 같은 불행을 사전에 방지할 수도 있었을 것이다.

하지만 아주 가끔 들르는 병원의 의사가 이러한 상황에 대해 환자에게 조언하거나 별도의 치료를 추천하기는 쉽지 않다. 환자와 의사 사이에 긴밀한 신뢰관계가 형성되어 있는 경우가 아니라면, 자칫 '과잉진료'로 오해받을 수 있기 때문이다. 또한 환자가 호소하는 불편이나 통증과 관련되지 않은 일들까지 이야기하는 것은 상술로 비춰지기 쉬워서 의사 입장에서 먼저 말을 꺼내기가 어렵다.

치아주치의를 정해두면 좀 더 신중하고 장기적인 안목으로 관리를 받으면서 환자와 의사 모두 책임감 있는 진료와 의료서비스를 주고받을 수 있다. 결과적으로 치아건강이 더 좋아지고 돈도, 시간도, 고통도 줄일 수 있는 방법이다.

그렇다면 평생 내 치아를 관리해줄 '괜찮은 치아주치의'는 어떤 기준으로 정해야 할까. 치의학 전반에 걸친 학식과 경험이 풍부한 의사, 동시에 환자의 이야기를 잘 들어주는 의사라면 일단 합격이다. 여기에 신기술이나 새로운 기자재 등을 꾸준히 도입하는 병원이라면 소중한 치아를 믿고 맡겨도 괜찮을 것이다. 다만 한 가지 덧붙인다면, 환자 또한 의사의 이야기를 잘 받아들이고 지시에 따를 마음의 준비를 해야 한다. 치료일정에 대해서도 미리 상담을 하는 것이 좋다.

칫솔과 치약, 제대로 선택하고
올바르게 사용하자

●●●

칫솔의 역사는 기원전 3,000년경 이집트 무덤에서부터 찾을 수 있다. 이집트 무덤에서 발견된 최초의 '칫솔'은 나뭇가지의 한쪽을 씹거나 찢어서 부드러운 섬유질 모양으로 만든 볼펜 크기의 나무막대였다고 한다. 그 후 이런저런 자연재료들이 칫솔로 사용되다가 현대적인 칫솔이 등장한 것은 나일론이 발명된 1938년 이후다.

알다시피 치아건강에서 가장 기본적이고 가장 중요한 셀프 관리법은 바로 양치다. 우리는 하루에 3번 칫솔을 만난다. 매일 양치를 꾸준히 하는 것만큼이나 중요한 것은 바로 칫솔과 치약을 제대로 선택하고 바르게 사용하는 것이다. 자신에게 잘 맞는 칫솔을 고르려면 다음과 같은 사항을 살펴보면 된다.

1 칫솔머리가 작고 둥글며 끝이 잘 마무리되었나?

2 만졌을 때 칫솔모가 부드럽게 쓸리는가?

3 자신의 손에 잘 잡히며 길이가 적당한가?

4 칫솔모가 균일하고 촘촘한가?

5 칫솔의 폭이 치아 2개를 덮을 정도의 크기로 적당한가?

칫솔을 선택할 때는 디자인과 재질보다는 칫솔머리의 형태와 크기, 칫솔모의 강도를 살펴보는 것이 좋다. 즉 자신의 입속 공간의 크기에 적절한 칫솔을 선택해야 한다. 특히 머리 부분은 디자인이 간단하면서도 날렵하고 너무 크지 않아야 한다. 칫솔머리가 큰 경우 어금니 안쪽까지 넣을 수가 없기 때문에 구석구석 닦기 어렵다. 칫솔머리의 폭이 구강구조에 비해 너무 크면, 구석구석 닦을 수 없고, 양치질이 올바르게 되지 않으면 각종 구강질환과 구취를 일으킬 수 있다. 때문에 입안을 자유롭게 청소할 수 있도록 자신의 치아 2개를 덮는 정도의 크기로 칫솔을 고르는 것이 좋다.

칫솔모의 강도는 강, 중, 약으로 나눠지는데, 구강상태는 건강하지만 칫솔질이 잘 안 되거나 흡연을 하는 경우는 중이나 강 정도가 적당하다. 일반인들은 중 정도가 알맞다. 이가 시린 증상이 있거나 치아가 마모된 경우에는 강도가 약한 칫솔을 선택하도록 한다.

어떤 칫솔을 고르는가도 중요하지만 좋은 칫솔을 고른 후 어떻게 관리하는가도 매우 중요한 문제다. 아무리 자신에게 잘 맞는 칫솔을 준비했다고 하더라도 관리가 잘 되지 않으면 세균이 번식해 오히려 양치가 독이 될 수 있기 때문이다.

직장인들의 경우 사무실 책상서랍이나 연필꽂이 등에 칫솔을 보관하는 것이 일반적이다. 하지만 안타깝게도 한 위생장비 전문업체가 유해세균 측정장비로 조사해본 결과에 따르면 정상적인 칫솔의 세균 수치가 30이라고 했을 때, 연필꽂이에 꽂아 보관한 칫솔의 세균수치는 400배나 많은 1,141에 달했다고 한다.

칫솔을 청결하게 보관하는 것은 그리 어렵지 않다. 칫솔을 사용한 후에 깨끗이 씻어서 잘 말리고 소독해주면 된다. 칫솔들을 한곳에 모아 보관하는 것보다는 개인적으로 보관하는 것이 좋은데, 만약 그렇게 하기가 어렵다면 칫솔모가 서로 닿지 않도록 칸이 나누어진 칫솔꽂이를 이용하면 된다. 단, 칫솔꽂이에 물이 고이지 않도록 조심하고 1주일에 한번 정도 베이킹소다로 닦아주는 것이 좋다.

칫솔을 사용하기 전에 구강청결제나 생리식염수로 가볍게 헹궈주면 소독의 효과를 볼 수 있다. 이런 모든 과정들이 번거롭고 귀찮게 느껴진다면 시중에서 판매하는 휴대용 칫솔살균기를 사용하는 것도 좋은 방법이다.

내 치아를 건강하게 지켜줄
치약 선택법

지금 독자 여러분의 가정에서는 어떤 치약을 쓰는가? 왜 그 치약을 사용하는가? 대부분의 사람들이 치약의 종류를 별로 고민하지 않고 구입해 가족 모두가 함께 사용한다. 건강한 치아를 가진 사람은 어떤 치약을 사용하든 별로 큰 문제가 아니다. 하지만 어린이나 치아에 문제가 있는 사람은 자신에게 맞는 치약을 꼼꼼하게 따져보고 선택할 필요가 있다.

치약의 성분은 치석 등을 제거해 치아를 빛나게 해주는 연마제, 거품으로 치석을 세척하는 기포제, 상쾌함을 주는 착향제 등으로 구성되어 있다. 이 성분들이 개인에 따라 치아건강에 도움이 되기도 하지만 간혹 해가 될 수 있으므로, 성분과 효능을 확인하고 선택하는 것이 좋다. 예를 들어 이가 시린 증상이 있는 사람은 연마제가 많이 함유된 치약을 사용하면 오히려 치아가 마모된다. 이런 사람은 마모도가 낮고 시린 증상을 줄여주는 인산삼칼슘 등이 들어간 시린 이 전용치약을 선택하는 것이 좋다. 또 치주질환을 가진 사람은 소금 등이 함유된 치약을 고르고, 36개월 미만의 유아라면 불소가 들어가지 않은 치약을 사용하는 것이 좋다.

성장기 어린이

불소가 함유된 것은 36개월 이상의 어린이가 선택해야 한다. 보통 어린이용 치약의 불소 함유량은 제품용기에 표시돼 있는데, 총 함유량은 1000ppm을 초과하지 않아야 한다. 6세 이하 어린이의 경우 완두콩 크기 정도의 소량을 사용하고, 빨아 먹거나 삼키지 않도록 유의해야 한다.

충치가 심한 사람

충치가 잘 생기는 사람은 충치유발을 억제하는 불화나트륨, 불소인산나트륨 등 불소 성분이 들어 있는 치약을 고른다. 당분을 섭취하고 곧바로 양치질을 하지 않으면 입안에서 당분이 세균에 의해 부패해 산을 만든다. 이렇게 만들어진 산은 대부분 치아의 표면층을 녹여버리게 되어 부식시키면서 그 자리에 충치가 생기는 것이다. 불소가 함유된 치약은 치아의 내산성을 높여주어 충치를 예방하는 데 도움이 된다.

치아가 시린 사람

마모도가 낮고 시린 증상과 통증을 완화시키는 인산삼칼슘, 질산칼륨, 염화칼륨, 염화스트론튬 등이 함유된 치약을 선택한다. 이러한 성분들은 노출된 상아질에 방어벽을 형성해 통증을 막아주고 이가 시린 증상을 예방하고 완화해준다.

치주질환이 있는 사람

치은염(잇몸에 국한된 염증)이나 치주염(잇몸뿐 아니라 주위조직까지 염증이 퍼진 질환) 등 치주질환을 예방하기 위해서는 소금, 초산토코페롤(비타민E), 피리독신(비타민B6), 알란토인류, 아미노카프론산, 트라넥사민산 등이 함유된 치약을 사용하도록 한다.

치태, 치석침착 등으로 치아가 변색된 사람

치아의 마모도가 높고 항치석성분이 함유된 치약을 고른다. 일반적으로 치아 마모도가 높은 치약은 치태 제거능력이 좋고, 치아 마모도가 낮은 치약은 치태 제거능력도 낮다. 치아의 마모도가 너무 높으면 치태제거는 잘 되지만, 치아가 손상될 가능성이 있다. 반면 치아의 마모도가 너무 낮으면 치태제거가 잘 안 된다. 자신의 치아상태에 따라 적절한 치약을 선택하도록 한다.

치석은 음식물 찌꺼기가 남아 치아를 둘러싸는 세균막(프라그 또는 치태)이 생기고, 이것이 침 속의 칼슘이온 성분과 결합하여 딱딱하게 굳어진 것이다. 치석이 생기는 것을 예방하기 위해서는 피로인산나트륨 등이 함유된 치약을 사용하고, 치태제거 등 연마 목적으로는 탄산칼슘, 이산화규소 및 인산수소칼슘 등의 성분이 함유된 치약을 사용하는 것이 좋다.

세 살 치약이
평생 치아건강을 좌우한다

유아는 물론이고, 유치가 영구치로 자리 잡는 초등학교 3~4학년까지의 아이들에게 치약 선택은 매우 중요하다. 생애 최초의 치아관리는 이가 나기 시작하는 생후 6개월부터 시작되어야 한다. 잇몸과 치아가 약한 아기들은 거즈나 구강티슈 등으로 시작하고, 어금니가 나기 시작하는 12~24개월부터는 칫솔과 치약을 사용해 관리해주는 것이 좋다. 본격적으로 이유식을 하는 시기이므로 구석구석 깨끗하게 닦아 주어야 한다.

이때 유아용 치약의 성분을 확인하는 것은 매우 중요하다. 아이들 먹거리는 꼼꼼하게 확인하는 주부라도 치약까지 성분을 확인하는 일은 드물다. 하지만 아직 스스로 치약을 뱉어내지 못하는 아기들은 양치를 하

는 도중에 치약을 삼키는 일이 많기 때문에 치약의 성분을 꼭 체크해야
한다.

하지만 치약의 함유 성분이 너무 걱정스럽다고 해서 아무런 성분도
없는 치약을 사용하는 것도 별로 좋지 않다. 충치가 생길 수 있기 때문
이다. 특히 젖니가 나기 시작하면서 젖병을 사용하는 2~36개월까지의
아기들은 수유 도중에 잠들어버리기도 하는데 이것이 바로 충치가 생기
는 대표적인 원인이다. 36개월 이상의 아이들도 잠들기 전에 양치를 하
지 않으면 충치에 무방비로 노출된다고 볼 수 있다. 어린이용 치약의 성
분 중 유의해서 체크해야 할 대표적인 것은 아래와 같다.

연마제

연마제는 치아표면의 이물질을 갈아 없애고 치아를 빛나게 하는 성분이
다. 양치를 했을 때 입안이 개운한 느낌이 드는 이유이기도 하다. 양치를
할 때마다 치아에서 프라그를 깨끗하게 닦아내는 역할을 하는데, 연마제
가 지나치게 많이 함유된 치약은 치아를 마모시킬 우려가 있다. 어린이
용 치약은 대체로 성인용 치약보다는 연마제가 적게 함유되어 있다.

불소

사탕, 캐러멜, 요구르트 등의 단 음식을 자주 섭취하면서도 아직 스스로
양치하는 습관을 갖지 못한 어린이들은 충치가 생기기 쉽다. 이럴 때 치
아의 내산성(耐酸性, 산에 잘 견디는 성질)을 강화해 충치를 예방하는 대표적
인 성분이 바로 불소다. 하지만 불소 성분은 치약을 자주 삼킬 경우 복

통을 일으킬 수 있다는 단점이 있다. 그래서 36개월 미만의 아기들은 양치 도중 알게 모르게 치약을 삼키므로 불소 성분이 함유된 치약은 사용하지 않는 것이 안전하다. 스스로 치약을 뱉을 능력이 생기는 36개월 이상이 되면 저불소 치약으로 바꿔준다. 어린이용 치약은 영구치가 생기는 초등학교 3~4학년 때까지 꾸준히 사용하는 것이 좋다.

천연 성분

아이들이 양치를 싫어하는 이유 대부분은 치약 특유의 화하면서 쌉싸래한 맛 때문이다. 그래서 어린이용 치약은 달콤한 맛이나 과일향을 첨가한 것이 많은데 이러한 맛과 향은 대부분 인공감미료, 인공색소, 합성향료에서 기인한다. 색소나 감미제 등은 아이들로 하여금 양치에 대한 거부감을 줄여줄 수는 있지만, 이런 인공성분들 역시 36개월 미만의 어린이가 자주 삼키게 되면 위장장애를 일으킬 수 있다. 합성계면활성제도 위장장애를 일으킬 수 있으니 주의해야 한다.

최근에는 파라벤, 사카린, 색소, 인공감미제 등을 사용하지 않고도 향긋한 과일향을 낸 제품들이 다양하게 출시되고 있으며 유기농 과일을 사용해 만든 제품도 있다. 아이가 유독 치약에 대한 거부감이 심하다면 화학첨가제 대신 천연 성분이 들어 있는 제품을 선택해 양치질을 좀 더 즐겁게 할 수 있도록 유도하는 것이 좋다.

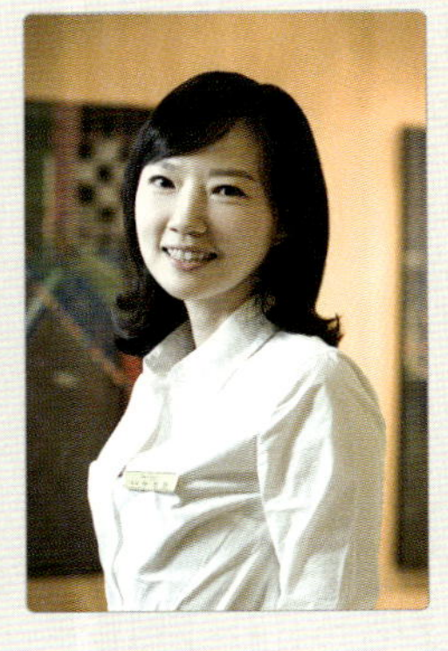

이진민 원장
미플러스 치과 N 갤러리 대표원장

연세대학교 치과대학을 졸업하고, 동대학원에서 석사
학위와 박사학위를 받았다. 연세대학교 치과대학 외래
교수이고, 2002년부터 한국아나운서연합회 치과 자문
의로 활동하고 있다. 봄온 아나운서 아카데미에서 '아
나운서의 정확한 발음과 입모양'에 대한 공개특강 등
을 진행한 바 있으며, 〈아나운서 저널〉에 '아름다운 얼굴은 치과에서 만들어진다'
라는 제목으로 30여 회 이상 칼럼을 기고하고 있다. 많은 아나운서와 방송인의 치아
교정 및 아름다운 입모양을 위한 치료를 해왔다. 2012년에 한국아나운서연합회로부
터 감사패를 받았고, 2013년과 2014년에 지식경제부와 보건복지부가 후원하는 메
디컬 아시아 의료부문 치아교정 대상을 수상했다.
미플러스 치과와 함께 N 갤러리를 운영하고 있다. N 갤러리는 의료에 문학공간을 접
목함으로써 편안한 진료와 휴식을 제공할 수 있는 공간을 만들어보려는 의도에서 시
작되었다. N 갤러리의 작품 판매수익은 장애 어린이의 의료와 재활을 위해 푸르메
재단에 기부하고 있다.
대한치과교정학회, 대한심미치과학회 정회원이고, 인코그니토 치아교정 인증의다.
일본과 프랑스에서 인코그니토 인오피스 과정을 수료했고, 인터내셔널 인코그니토
소사이어티 멤버로 활동 중이다.